国家卫生健康委员会"十三五"规划教材

全国高等学校教材

供健康服务与管理专业及相关专业用

健康服务与管理导论

Introduction to Health Services and Management

主　编　郭　清

副主编　景汇泉　刘永贵

编　者（以姓氏笔画为序）

丁　宏（安徽医科大学）　　　　张　辛（上海中医药大学）

马德福（北京大学）　　　　　　张霄艳（湖北大学）

王　力（江西中医药大学）　　　孟凡莉（杭州师范大学）

匡　莉（中山大学）　　　　　　殷晓旭（华中科技大学）

刘永贵（成都医学院）　　　　　郭　清（浙江中医药大学）

汤少梁（南京中医药大学）　　　景汇泉（首都医科大学）

吴春维（贵州医科大学附属医院）臧少敏（北京劳动保障职业学院）

宋　崑（天津医科大学总医院）

编写秘书

冷志伟（浙江中医药大学）

人民卫生出版社

图书在版编目(CIP)数据

健康服务与管理导论 / 郭清主编. —北京:人民
卫生出版社,2020
全国高等学校健康服务与管理专业第一轮规划教材
ISBN 978-7-117-29624-3

Ⅰ.①健… Ⅱ.①郭… Ⅲ.①卫生服务－医学院校－
教材②卫生管理－医学院校－教材 Ⅳ.①R19

中国版本图书馆 CIP 数据核字(2020)第 038444 号

人卫智网	www.ipmph.com	医学教育、学术、考试、健康,购书智慧智能综合服务平台
人卫官网	www.pmph.com	人卫官方资讯发布平台

健康服务与管理导论

主　　编:郭　清
出版发行:人民卫生出版社(中继线 010-59780011)
地　　址:北京市朝阳区潘家园南里 19 号
邮　　编:100021
E - mail:pmph @ pmph.com
购书热线:010-59787592　010-59787584　010-65264830
印　　刷:三河市潮河印业有限公司
经　　销:新华书店
开　　本:850×1168　1/16　印张:10
字　　数:282 千字
版　　次:2020 年 4 月第 1 版　2025 年 8 月第 1 版第 11 次印刷
标准书号:ISBN 978-7-117-29624-3
定　　价:42.00 元

打击盗版举报电话:010-59787491　E-mail:WQ @ pmph.com
质量问题联系电话:010-59787234　E-mail:zhiliang @ pmph.com

全国高等学校健康服务与管理专业
第一轮规划教材编写说明

《"健康中国 2030"规划纲要》中指出,健康是促进人的全面发展的必然要求,是经济社会发展的基础条件。实现国民健康长寿,是国家富强、民族振兴的重要标志,也是全国各族人民的共同愿望。推进健康中国建设,是全面建成小康社会、基本实现社会主义现代化的重要基础,是全面提升中华民族健康素质、实现人民健康与经济社会协调发展的国家战略。

要推进落实健康中国战略,大力促进健康服务业发展需要大量专门人才。2016 年,教育部在本科专业目录调整中设立了"健康服务与管理"专业(专业代码 120410T);本专业毕业授予管理学学位,修业年限为四年;目前逐步形成了以医学类院校为主、综合性大学和理工管理类院校为辅、包括不同层次院校共同参与的本科教育体系,各院校分别在不同领域的专业比如中医、老年、运动、管理、旅游等发挥优势,为本专业适应社会发展和市场需求提供了多样化选择的发展模式,充分体现了健康服务业业态发展充满活力和朝阳产业的特色。

我国"健康服务与管理"专业理论和实践教学还处于起步阶段,具有中国特色的健康服务与管理理论体系和实践服务模式还在逐渐完善中。为此,2016 年 4 月和 8 月,人民卫生出版社分别参与"健康服务与管理"专业人才培养模式专家研讨会和"健康服务与管理"专业教材建设会议;2017 年 1 月,人民卫生出版社组织召开了"健康服务与管理"专业规划教材编写论证会议;2018年 2 月,人民卫生出版社组织召开了"健康服务与管理"专业规划教材评审委员会一届一次会议。在充分调研论证的基础上,根据培养目标、课程设置确定了第一轮规划教材的编写品种,部分编写品种也与《"健康中国 2030"规划纲要》中"要积极促进健康与养老、旅游、互联网、健身休闲、食品融合,催生健康新产业、新业态、新模式,发展基于互联网的健康服务,鼓励发展健康体检、咨询等健康服务,促进个性化健康管理服务发展,培育一批有特色的健康管理服务产业;培育健康文化产业和体育医疗康复产业;制定健康医疗旅游行业标准、规范,打造具有国际竞争力的健康医疗旅游目的地;大力发展中医药健康旅游"相对应。

本套教材编写特点如下:

1. 服务健康中国战略　本套教材的编撰进一步贯彻党的十九大精神,将"健康中国"战略贯穿教材编写全过程,为学科发展与教学改革、专业人才培养提供有力抓手和契机,为健康中国作出贡献。

2. 紧密围绕培养目标　健康服务与管理专业人才培养定位是为健康服务业培养既懂业务又懂管理的实用性管理型人才。人才培养应围绕实际操作技能和解决健康服务问题的能力要求,用医学和管理学手段为健康服务业健康、有序、科学发展提供专业支持。本套教材的编撰紧密围绕培养目标,力求在各部教材中得以体现。

3. 作者团队多样　本套教材的编者不仅包括开设"健康服务与管理"专业院校一线教学专

家,还包括本学科领域行业协会和企业的权威学者,希望能够凝聚全国专家的智慧,充分发挥院校、行业协会及企业合作的优势,打造具有时代特色、体现学科特点、符合教学需要的精品教材。

4. **编写模式创新** 为满足教学资源的多样化,教材采用了"融合教材"的编写模式,将纸质教材内容与数字资源内容相结合,教材使用者可以通过移动设备扫描纸质教材中的"二维码"获取更多的教材相关富媒体资料,包括教学课件、思考题解题思路、高清彩图以及视频等。

本套教材共16种,均为国家卫生健康委员会"十三五"规划教材,预计2019年秋季陆续出版发行,数字内容也将同步上线。希望全国广大院校在使用过程中能够多提供宝贵意见,反馈使用信息,为下一轮教材的修订工作建言献策。

全国高等学校健康服务与管理专业
第一届教材评审委员会

全国高等学校健康服务与管理专业
第一轮教材目录

序号	书名	主编		副主编			
1	健康服务与管理导论	郭清		景汇泉	刘永贵		
2	健康管理学	郭姣		王培玉	金浪	郑国华	杜清
3	健康经济学	毛振华		江启成	杨练		
4	健康保障	毛瑛		高广颖	周尚成		
5	健康信息管理	梅挺		时松和	牟忠林	曾柱	蔡永铭
6	健康心理学	孙宏伟	黄雪薇	于恩彦	孔军辉	朱唤清	
7	健康运动学	张志勇	刘忠民	翁锡全	骆红斌	吴霜	徐峻华
8	健康营养学	李增宁		夏敏	潘洪志	焦广宇	叶蔚云
9	健康养生学	傅南琳		谢甦	夏丽娜	程绍民	
10	健康教育与健康促进	李浴峰	马海燕	马莉	曹春霞	闵连秋	钱国强
11	职业健康服务与管理	杨磊	李卫东	姚华	汤乃军	刘静	
12	老年健康服务与管理	曾强	陈垦	李敏	武强	谢朝辉	张会君
13	社区健康服务与管理	曾渝	王中男	李伟	丁宏	任建萍	
14	健康服务与管理技能	许亮文	关向东	王淑霞	王毅	许才明	
15	健康企业管理	杨大光	曹煜	何强	曹维明	邱超	
16	健康旅游学	黑启明	向月应	金荣疆	林增学	吴海波	陈小勇

主 编 简 介

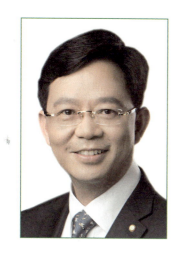

郭 清

医学博士,二级教授,博士生导师。美国麻省医药学院名誉科学博士,哈佛大学博士后、高级研究学者。浙江中医药大学健康管理研究所所长。担任中华医学会健康管理学分会主委、中华预防医学会卫生保健分会主委、中国高校"健康服务与管理"专业联盟理事长、教育部高等学校公共管理类专业教学指导委员会委员、国家卫生健康委员会健康促进与教育专家指导委员会委员、国家中医药管理局中医药改革发展专家咨询委员会委员。

创建了我国第一个健康管理学院和"治未病与健康管理"博士学位点,担任教育部"移动健康管理系统"工程研究中心主任、国家中医药管理局"十二五"重点学科负责人,首部全国高校规划教材《健康管理学》主编,国家职业培训教程《健康管理师》执行主编。主编著作和教材30多部,发表论文260多篇。主持国家科技支撑计划重点项目、国家科技攻关重点项目、国家自然科学基金、国家社会科学基金等科研项目30多项,研究成果被党中央、国务院、国家部委等制定有关政策和颁布文件时采纳,并在新华社内刊、《中国科学院院刊》等登载。

荣获:国务院政府特殊津贴,全国优秀科技工作者称号,中国产学研合作创新奖,中国"医改"十大新闻人物,首届国之名医·优秀风范奖等。

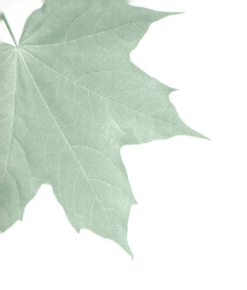

副主编简介

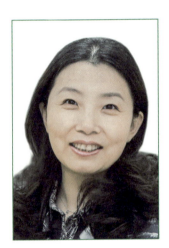

景汇泉

　　首都医科大学公共卫生学院教授、博士生导师、北京大学博士后、国家二级心理咨询师、美国华盛顿大学医学院访问学者,担任国家慢病综合防控示范区评估专家、中国老年大健康智库专家等。

　　从事教学工作至今 25 年,承担国家、省部等各级课题 50 余项,获得省级教学成果一等奖 3 项,二等奖 1 项,沈阳市科技进步二等奖等 20 余项成果奖励,发表论文 60 余篇,主编参编著作和教材 18 部,获得专利 5 项。长期致力于医学健康领域研究和创新创业教育与人才培养。涉猎领域包括健康管理、老年医学、慢性病管理、互联网＋医疗、人工智能、医学创新、精准医疗、健康大数据、医院管理与卫生政策、医学教育、社会医学、大型社会调查执行与质量控制等。

副主编简介

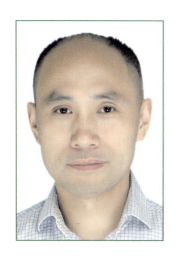

刘永贵

成都医学院人文信息管理学院副院长,中国老年健康服务人才培养研究分会常务委员,中国老年医学学会院校教育分会委员,四川老年医学会常务委员,四川省卫生信息学会军民融合卫生信息专委会常务委员。

从事教学工作 22 年。承担军队"九五""十五"规划、四川省科技厅科技重大支撑计划项目等科研项目 8 项,获得四川省医学科技二等奖 1 项,承担四川省教育教学改革项目 1 项,获四川省教学成果一等奖 1 项、三等奖 1 项。

前　言

人民卫生出版社出版的全国高等学校"健康服务与管理"专业首轮规划教材恰逢其时，意义重大。随着我国健康中国 2030 战略的实施，健康管理相关理论及学科体系快速发展，人才培养层次逐步完善，人才队伍建设不断壮大，健康相关产业迅速成长，迫切需要一套规划教材进一步支撑健康服务与健康管理人才培养。

《健康服务与管理导论》是该系列规划教材发挥提纲挈领作用的一书，旨在帮助学生了解健康管理学科的基础知识，了解我国健康服务产业发展情况。本书在编写过程中遵循以下三个原则：一是基础性原则，重点围绕健康管理学科的基本概念和核心知识进行介绍，旨在帮助学生了解整个学科的课程架构；二是通俗性原则，尽量用通俗化语言，力图帮助学生在刚开始专业学习的阶段能够由浅入深接受新的知识；三是遵循实践性原则，结合我国健康事业发展政策，紧扣健康产业发展新的趋势，提升学生对专业的兴趣。

本书以习近平总书记大健康重要论述为指导，主要内容包括健康管理相关理论知识部分，涵盖健康管理概述、健康管理理论与方法、健康经济与健康政策、医疗卫生事业管理、医院管理、基层卫生服务管理；还包括各类健康产业发展及管理，涵盖健康体检业、中医药健康服务业、健康养老服务业、健康信息服务业、健康保险服务业、健康旅游业；最后，本教材还介绍了健康管理人才培养及国际健康服务业发展比较。在每一章节，我们都清晰罗列了学习要点，明确指出该章节的重点和难点，其后紧跟案例，引起学生兴趣和思考，自然而然地引入学习内容。在每章节学习后，编者精心准备了思考题，帮助学生巩固所学内容，并引导学生思考创新。同时，该书为了扩大学生知识面，根据每章特点设置了推荐阅读，以增强本书可读性，拓展读者知识面。本书适用于健康服务与管理专业的本科学生及相关领域从业人员，同时也可作为普及性读物供有兴趣的读者阅读。

本书在编写过程中，力图通过编写会、初稿互审、主编和副主编审稿、统稿等环节严格控制编写质量，并参阅了大量论著、教材、文献和指南。编写工作得到各位编者所在院校的支持和帮助，在此表示衷心的感谢！

由于健康管理学科、健康产业发展迅速，内容涉及面广，编著者水平及时间有限，难免存在纰漏和错误，恳请同行专家及广大读者批评指正，愿与大家一道为发展我国健康服务与健康管理事业作出贡献！

郭　清
2020 年 3 月

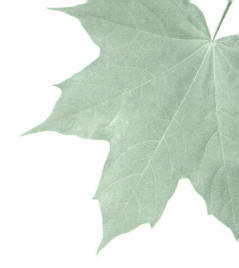

目　录

| 第一章 | 概　论

本章要点

1. **掌握**　健康服务业的概念、内涵及特征；健康管理的概念、健康服务与管理的学科体系。

2. **熟悉**　发展健康服务业的意义，我国健康产业的主要政策，健康服务与管理的学习方法。

3. **了解**　健康管理的兴起和发展；健康管理与健康服务的关系。

章前案例

XX养生文化村——"政产学研用"协同创新的健康管理平台

近些年，桐庐发展定位为打造以健康服务业为核心，以健康养生（养老）产业、健康旅游、中医药保健产业、健康管理等项目为载体，促进产业融合、产城融合和城乡融合，宜居、宜业、宜养、宜游的健康服务业集聚区。XX养生文化村正是在该战略中发挥政产学研用优势打造的健康服务特色项目。

XX养生文化村是国内首个将中医药"治未病"理念和健康管理科学体系有机结合的落地服务项目。项目自主研发健康促进体系，通过线上的健康管理信息系统服务和线下的基地式健康服务，为中高端人群制定个性化健康管理方案，并融入日常生活，实现持续性健康管理。

目前养生文化村已建成健康管理中心和养生度假中心两大功能区。其中健康管理中心包括综合门诊部、桐君国医书院、健康体验馆、健康睡眠馆、大师工作室等。综合门诊部是以传统中医为特色的一级医疗机构，依托名医专家团队、先进医疗设备、舒适的自然环境以及人性化服务模式，为各界人士提供专业化、个性化、精细化的中医综合诊疗服务。此外，健康体验馆拥有经络仪等多种检测设备，结合健康医生、健康管家、健康助理，提供检测、评估、干预的健康管理服务。养生度假中心设置有500套全地暖套房，每个套房根据日常生活设置了56项人性化设计。此外，养生度假中心还配套江南图书馆、江南健康大学、江南瑜伽院、休闲咖啡吧、养生餐厅、生活超市、健身娱乐区等，基本满足客户在居住期间日常生活的一站式需求。

XX养生文化村通过线下的在园服务结合线上信息系统，提供长住和短住两种健康促进服务产品。其中，短住产品以短期健康调理服务来提高客户的生活品质和综合健康指标。长住模式则实施长期目标化健康管理促进服务，实现无病到天年的高品质生活。

健康是人类共同的目标和追求。随着医学模式的不断演化，健康管理的概念应运而生，并在国家一系列政策支撑下催生了健康服务业的发展，并逐渐走向繁荣。本章着重介绍健康服务业、健康管理的概念及发展现状。

第一节　健康服务业概述

一、健康服务业的概念和内涵

健康服务是以人的健康为中心,对个体和群体开展健康促进、疾病预防、疾病诊断和治疗、健康维护与康复的所有服务。

健康服务业是以控制医疗支出、促进生命质量为主要目标的健康服务,逐渐成为公众和各国政府的共识和选择,健康服务业成为继 IT 产业后新兴、快速发展和成长的产业。因此,在"大健康观"的引导下,健康服务业不仅是一个单一的产业,更可以看作包括所有与健康有直接或间接关系的产业链和产业体系。简单说,健康服务业是以医学知识和技术为基础,以保护和促进居民健康为目标,贯穿预防、保健、治疗、康复等环节的产业集群。它以大健康观为前提,面向健康、亚健康、患病人群,覆盖全生命周期,包括了所有与健康有直接或间接关系的产业链和产业体系。

《国务院关于促进健康服务业发展的若干意见》(国发〔2013〕40 号)中对健康服务业的概念有准确的界定,即健康服务业以维护和促进人民群众身心健康为目标,主要包括医疗服务、健康管理与促进、健康保险以及相关服务,涉及药品、医疗器械、保健用品、健身产品等支撑产业,覆盖面广,产业链长。这一定义明确了健康服务业的内涵,是指导我国健康服务业发展的核心。

（一）医疗服务业

医疗服务是健康服务业的关键环节和核心内容。尽管健康服务业的内涵丰富、外延宽泛,医疗服务以及提供医疗服务的医疗机构始终是发展的核心所在,但是如果没有优质的医疗服务作为支撑,其他衍生、外延服务依旧难以持续发展。

（二）健康保险业

健康保险是健康服务业发展的重要保障机制。近年来,随着医改的深入推进,我国基本形成了覆盖城乡居民的全民医保体系,但商业健康保险发展仍然相对滞后。发展健康服务业,需要在完善全民基本医保的基础上,加快发展商业健康保险,建立多层次的医疗保障体系。

（三）健康管理与健康促进业

健康管理与促进主要面向健康和亚健康人群,内涵丰富,发展潜力巨大。随着人民群众生活水平的不断提高,对健康服务的需求正在从传统的疾病治疗转为更加重视疾病预防和保健,以及追求健康的生活方式,对健康体检、健康咨询、健康养老、体育健身、养生美容以及健康旅游等新兴健康服务的需求都在快速增加。发展健康服务业,需要在不断加强基本医疗卫生保障的基础上,不断发现并针对市场需要,创新服务模式,发展新型业态,不断满足多层次、多样的健康服务需求。

（四）健康支撑产业

健康支撑性产业涵盖对医疗服务、健康管理与促进、健康保险服务形成基础性支撑及所衍生出来的各类产业,主要包括药品、医疗器械、保健用品、健康食品等研发制造和流通等相关产业,以及信息化、第三方服务等衍生服务。这些产业普遍存在多、小、散、乱的问题,需要进一步提高科技水平,通过支持健康相关产品的研制和应用,加快发展并形成健康服务业产业集群,增强市场竞争力。

二、健康服务业的特征

健康服务业具有以下五个特征。

（一）产业链长，投资大且风险高

健康服务业包括医疗服务、健康管理与促进、健康保险以及相关服务等多个与人类健康密切相关的生产和服务领域，横跨第一、第二与第三传统产业，该产业的发展对与之相关的多个产业具有较强的关联影响。健康服务业的高技术含量决定了其技术研发与产品开发所需软硬件设备费用高，周期长、失败风险高，同时其相关人力资源的成本亦很高。因此，健康服务业具有产业链条长、资金投入大且风险高的特征。

（二）技术含量高

健康服务业中运用的诊疗技术、健康危险因素监测等手段和方法的更新与信息技术、生命科学、生物工程等高新技术的发展紧密相连，是众多领域最新研究成果的展示与运用。它体现了相关学科的研究成果价值，其手段和方法是多学科交叉、融合的范例。因此，健康服务业中的产品及服务具有很高的科技附加值。

（三）与公众利益密切相关

健康服务业中所有行业所提供给市场的产品及服务均受到人群疾病谱、健康需求、国家医疗卫生制度及体制等因素的影响，健康服务业的市场竞争规律也与其他产业有明显区别。医疗相关产业具有被动消费的特点，即消费者往往因身患疾病不得不去医疗机构消费，购买药品和医疗服务，产生消费行为；而健康相关服务业则往往由消费者主动选择是否要为享受产品及服务而买单。但是，无论是主动消费还是被动消费，健康服务业所提供的产品及服务都需要健全的监管机制和严格的准入制度来保证购买者的安全，因为健康服务业提供给消费者的是与人身安全直接相关的产品及服务，公众对其产品或服务的质量或效果十分关注且特别敏感。

（四）具有公共物品与私人物品双重属性

健康服务作为一种特殊产品，具有公共物品与私人物品的双重属性。一方面，公民具有享有基本医疗服务的权利，为保障公民生命安全和危重病者得到及时的抢救医治，政府和医院有提供医疗服务的责任与义务，这些都是其公共产品的属性，也决定了政府在提供医疗服务中的主导角色；另一方面，公共产品的供给不足、缺乏竞争、效率降低等特点不符合现代发展社会对于健康服务的巨大及多样化的需求，这些都决定了健康服务作为产业发展的必要性及其产业属性私人物品属性。

（五）具有明显的社会效益和可持续性

健康服务业为消费者所提供的是与预防、医疗、保健、康复、健康管理等相关的产品、技术及服务，这些技术手段是提高劳动力人口素质、提升全民健康水平的基本保障。因此，健康产品和服务的提供不仅关系到人群的健康状况，更与社会稳定和经济可持续发展息息相关。健康服务业的发展不仅具有显著的经济效益和社会效益，更有极强的可持续性。著名经济学家保罗·皮尔兹曾指出，继计算机和网络产业之后，引领全球财富"第五波"的将是未来的明星产业健康服务业。

三、发展健康服务业的意义

发展健康服务业，不仅是保障人民群众基本健康服务，满足多样化、多层次健康需求，提升全民健康素质的迫切要求，也有利于扩大内需、增加就业，转变发展方式，对改善民生、稳定增长、全面建设小康社会具有重要意义。

（一）有助于更好地满足人民日益增长的健康需求

据世界卫生组织（World Health Organization，WHO）一项全球性调查结果表明，全世界真正健康的人仅占人口总数的5%，经医生检查、诊断有病的人占20%，而有75%的人处于亚健康状态。自20世纪70年代以来，人类疾病谱由以感染性疾病为主，转向以生活方式疾病、老年病为主，引发了医疗模式由单纯病后治疗转向"预防、保健、治疗、康复"相结合。据统计，我国人均国内生产总值 2017 年为 8 665 美元，人口期望寿命达到 76.7 岁。中国已经进入高人类发展水平国家行列，人类发展指数 >0.8，这意味着健康将会成为中国人的优先选择。因此，当前大力发展健康服务业可满足人们日益增长的健康需要，服务于人民健康水平的提高。

（二）有助于合理控制医疗费用过快增长，推进医疗卫生体制改革

研究表明，在决定国民健康因素中：生活方式占 60%，环境占 17%，遗传因素占 15%，医疗服务占 8%。由此可见，维护健康不只是医疗机构的责任。健康服务业所提供的产品及技术手段，能够帮助人们加强疾病预防，保持健康状态，实现更高层次的健康和健美。

发展健康服务业还有利于支持医疗卫生体制改革的顺利进行。医疗服务业作为健康服务业的重要组成部分，其发展将促进经济、简便的预防、诊断、治疗设备与药物的开发与应用，为减轻群众个人支付的医药费用负担、降低医疗服务和药品价格、改变公共医疗卫生服务长期薄弱状况，解决群众"看好病"等问题作出贡献。

（三）有助于更好地迎接我国人口老龄化的挑战

截至 2019 年年底，我国 60 周岁及以上人口达到 25 388 万人，占总人口的 18.1%，其中 65 周岁及以上人口 17 603 万人，占总人口的 12.6%，已远超老龄化社会标准。随着老龄化持续加剧，高龄化、空巢化问题严重。老年人持续、快速增长，已经成为整个健康服务业的特殊群体和主体人群，同时，随着老龄化持续加剧，我国阿尔茨海默病、帕金森病等老年性疾病日益增多。因此，老年人的健康已不仅是家庭问题，而是重要的社会问题。为老年人提供可用、可及、可接受和优质的健康服务，维护和促进老年人的健康是社会和谐与稳定的必然要求。提升老年人的健康预期寿命和生活质量，为其提供支持性的养老、预防、医疗、康复、照料环境，通过预防疾病、促进健康来极大地减轻政府和社会的财政负担。

（四）有助于促进国民经济增长

发展健康服务业有助于提高社会人力资本的质量水平，推动经济发展。据世界银行测算，在过去 40 年的世界经济增长中，8%～10% 来自人们健康水平的提高。哈佛大学研究指出：亚洲经济发展的奇迹 30%～40% 来源于本地区人群健康的改善。

（五）关乎民生与民心，关乎民族的前途未来与社会和谐，具有极大的社会功能

对于个人来说，健康是 1，其他的都是 0；对于社会来说，如果绝大多数人都处在亚健康或不健康状态，社会就会成为一个病态社会。"以人为本"其前提是以人的健康为本。而大力发展健康服务业可直接满足人民群众日益增长的健康产品与服务的需求，提高人民的健康水平。因此，健康服务业不仅关乎经济的发展，而是关乎民生，关乎民心，关乎民族的前途未来。

四、我国健康服务相关政策措施

党的十八大后，以习近平同志为核心的党中央高度重视人民健康，颁布了一系列推动健康事业发展的政策文件，实施了一系列促进人民健康的举措。

（一）树立大健康、大卫生观念，推动健康中国成为国家战略

2016 年 8 月，全国卫生与健康大会在北京召开。这是 21 世纪以来我国召开的第一次卫生与健康大会，也是在全面建成小康决胜阶段召开的一次重要会议。习近平总书记发表重要讲话，强调"没有全民健康，就没有全面小康"，要把人民健康放在优先发展的战略地位，以普及健康生活、优化健康服务、完善健康保障、建设健康环境、发展健康产业为重点，加快推进健康中国建设，努力全方位、全周期保障人民健康，为实现"两个一百年"奋斗目标、实现中华民族伟大复兴的中国梦打下坚实健康基础。此次会议明确了卫生与健康工作在党和国家事业全局中的重要位置，深刻阐述了推进健康中国建设的重大意义、指导思想和决策部署，提出了保障人民健康的迫切任务和历史使命，为我们继续开拓中国特色卫生与健康事业指明了前进方向，划定了基本遵循，是我国卫生与健康事业发展史上的里程碑。

2016 年 10 月，中共中央、国务院发布了《"健康中国 2030"规划纲要》（以下简称《纲要》），这是今后 15 年推进健康中国建设的行动纲领，是中华人民共和国成立以来首次在国家层面提出的健康领域中长期战略规划。纲要突出强调了三项重点内容：一是预防为主、关口前移，推行健康生活方式，减少疾病发生，促进资源下沉，实现可负担、可持续的发展；二是调整优化健康服务体系，强化早诊断、早治疗、早康复，在强基层基础上，促进健康产业发展，更好地满足群众健康需求；三是将"共建共享，全民健康"作为战略主题，坚持政府主导，动员全社会参与，推动社会共建共享，人人自主自律，实现全民健康。

为配合《纲要》实施，国务院及各部委发布了多个与公众健康相关的重要文件。例如，2017 年 2 月，国务院专门为防治慢性病印发《中国防治慢性病中长期规划（2017—2025 年）》，指出要建立健康管理长效工作机制。2017 年 5 月，国家卫生和计划生育委员会、国家体育总局、中华全国总工会、共青团中央和中华全国妇女联合会共同制定的《全民健康生活方式行动方案（2017—2025 年）》发布。

2017 年 10 月习近平总书记在党的十九大报告中指出："实施健康中国战略，人民健康是民族昌盛和国家富强的重要标志。要完善国民健康政策，为人民群众提供全方位全周期健康服务。"

2018 年 3 月，根据第十三届全国人民代表大会第一次会议批准的国务院机构改革方案，将原国家卫生和计划生育委员会的职责整合，组建中华人民共和国国家卫生健康委员会。这是以习近平同志为核心的党中央大健康、大卫生观念的集中体现。

（二）加强规范化管理，促进健康服务业全面发展

2013 年 9 月，国务院印发的《关于促进健康服务业发展的若干意见》（以下简称《意见》）提出，要在切实保障人民群众基本医疗卫生服务需求的基础上，充分调动社会力量的积极性和创造性，着力扩大供给、创新发展模式、提高消费能力，促进基本和非基本健康服务协调发展。力争到 2020 年，基本建立覆盖全生命周期、内涵丰富、结构合理的健康服务业体系，健康服务业总规模达到 8 万亿元以上。在《意见》的影响作用下，我国政府陆续在健康服务业各领域颁布了相关政策文件，加强规范化管理，促进健康服务业全面发展。例如，2016 年，国家发展和改革委员会颁布了《关于加快发展健身休闲产业的指导意见》。

（三）重视中医药传承与创新，实现中医药事业振兴发展

中医药是世界民族医药的瑰宝，是我国传统文化的组成部分，利用中医开展健康管理成本低、兼容性好，对于人群亚健康的改善具有独特的作用，这是现代医学开展健康管理不具备的优势。因此，中医药事业得到了国家的高度重视。

2016 年 2 月 26 日，国务院印发《中医药发展战略规划纲要（2016—2030 年）》，把中医药发展上升为国家战略，是新时期推进我国中医药事业发展的纲领性文件，为中医药产业未来 15 年指明发展方向，并描画了一个高达 8 万亿元的中医药市场蓝图。

2016 年 12 月 6 日，我国首次发布《中国的中医药》白皮书，对中医药的历史发展脉络及其特点、中国发展中医药的国家政策和主要措施、中医药的传承与发展、中医药国际交流与合作等方面进行系统梳理和概述。

2017 年 7 月 1 日《中医药法》正式颁布实施。将党和国家关于发展中医药的方针政策用法律形式固定下来，对于中医药行业发展具有里程碑意义。《中医药法》共 9 章 63 条，包括中医药服务、中医药保护与发展、中医药人才培养、中医药科学研究、中医药传承与文化传播、保障措施、法律责任等内容。

2019 年 10 月 25 日，全国中医药大会召开，习近平总书记对中医药工作作出重要指示，强调要遵循中医药发展规律，传承精华，守正创新，加快推进中医药现代化、产业化，坚持中西医并重，推动中医药和西医药相互补充、协调发展，推动中医药事业和产业高质量发展，推动中医药走向世界，充分发挥中医药防病治病的独特优势和作用，为建设健康中国、实现中华民族伟大复

兴的中国梦贡献力量。

（四）重视人口老龄化，促进健康养老服务业繁荣

自 2013 年 9 月国务院颁布《国务院关于加快发展养老服务业的若干意见》后，国家密集发布与养老相关的政策，例如 2014 年 8 月《关于做好政府购买养老服务工作的通知》、2015 年 11 月《关于推进医疗卫生与养老服务相结合指导意见》、2017 年 6 月《国务院办公厅关于制定和实施老年人照顾服务项目的意见》等，从养老设施建设、用地、政府购买服务、社会资本进入、医养结合、养老服务体系建设、互联网＋养老、智慧健康养老、标准化建设、人才培养、养老服务补贴、金融支持、税费优惠等各个方面都提供配套扶持政策。结合我国已出台的各项政策，未来我国将建成"以居家为基础、社区为依托、机构为补充、医养相结合的养老服务体系"。

（五）重视科学技术的引领作用，推动智慧健康产业发展

医疗改革的逐步深入持续推动医疗建设的投入，并催生出更多新的医疗信息化应用，从而推动了互联网医疗的发展。

2016 年 6 月，国务院办公厅印发的《关于促进和规范健康医疗大数据应用发展的指导意见》明确规划了我国医疗数字化的发展目标。2018 年 4 月，国务院发布《关于促进"互联网＋医疗健康"发展的意见》，标志着我国"互联网＋医疗健康"发展进入新的阶段。

第二节　健康管理概述

一、健康管理的兴起与发展

健康管理的产生与发展是医学模式转变的必然结果。在人类发展的历史上，医学模式经历了神灵主义医学模式、自然哲学医学模式、生物医学模式、生物-心理-社会医学模式、"4P（preventive, predictive, personalized, participatory）"医学模式（集预防性、预测性、个体化和参与性为一体），最终促进健康管理学科的产生。

在我国，健康管理思想早已有之，即祖国传统医学的"治未病"。"治未病"思想源自距今已有两千余年历史的中医学典籍《黄帝内经》。《素问·四气调神大论篇》指出："圣人不治已病治未病，不治已乱治未乱，此之谓也。夫病已成而后药之，乱已成而后治之，譬犹渴而穿井，斗而铸锥，不亦晚乎？"这对话的意思是，医术高明的医生能在病情潜伏之时掌握病情并早期治疗，若病患已经发生才给予治疗，就如同口渴了才挖井取水，临到打仗才铸造兵器，为时已晚。这段文字是现有可考记载中对"治未病"思想的最早概括。

中华人民共和国成立后，我国卫生工作坚持预防为主的方针，建立了遍布城乡的三级医疗预防保健网，创立了适合中国国情的合作医疗制度，多层次、多渠道培养了近 130 万名乡村医生，广泛开展爱国卫生运动，特别实行了"把医疗卫生工作重点放在农村"的卫生政策，从而使人民的健康水平迅速提高。1975 年，当中国政府将一份中国卫生状况的报告递交给世界卫生组织，总干事长马勒博士震惊了：在当时世界人口平均寿命只有 55 岁的状况下，中国人的平均寿命却已长达 65 岁！中国的基层卫生保健经验得到了世界的公认，中国人民健康水平迅速提升是健康管理的成功范例。

当代我国健康管理的兴起和快速发展，一方面是国际健康产业和健康管理行业迅猛发展影响的结果；另一方面也是伴随着中国改革开放 40 年来，社会经济持续发展、国民物质与精神生活不断改善和提高，健康物质文化和精神需求增加的结果。1994 年出版的我国第一部《健康医学》专著中，将"健康管理"作为完整一章，首次表述了健康管理的初步概念与分类原则、实施方法与具体措施等。2007 年 7 月，中华医学会健康管理学分会成立，同年 10 月，《中华健康管理学杂志》创刊发行。2011 年 1 月，郭清教授主编的《健康管理学概论》由人民卫生出版社出版发行，这是

我国健康管理学科的第一本教材；2015 年 11 月，郭清教授主编的《健康管理学》由人民卫生出版社发行，作为国家卫生和计划生育委员会"十二五"规划教材以及全国高等医药教材建设研究会"十二五"规划教材。2011 年 9 月，我国首个健康管理学院于杭州师范大学成立；2012 年，"治未病与健康管理"成为国家中医药管理局"十二五"部级重点学科；2013 年 12 月，杭州师范大学服务国家特殊需求博士人才培养项目"治未病与健康管理"获国务院学位委员会批准实施，标志着健康管理学科的本 - 硕 - 博三级人才培养体系构建完成；2013 年杭州师范大学健康管理学院获批"移动健康管理系统"教育部工程研究中心。随着健康管理学科不断发展完善，很多高校开始申报健康服务与管理本科专业，2015 年，教育部批准浙江中医药大学等 5 所高校建立"健康服务与管理"专业，截至 2020 年 3 月，建立该专业的高校已达到 109 所。

　　近些年，在世界健康管理学科发展的影响下，我国健康管理发展迅速，尤其智能健康管理技术层面，我国已经达到先进水平。由于我国人口众多，健康管理的发展不断激发市场潜力，健康管理服务产业正迎来发展的最佳时机。

二、健康管理的基本概念

　　由于不同专业视角的局限性，目前国内外对于健康管理的定义或概念还没有明确的表述。如从公共健康角度认为：健康管理就是找到健康的危险因素，然后进行连续监测和有效控制；从预防保健角度认为：健康管理就是通过体检早期发现疾病，并做到早诊断及早治疗；从健康体检角度认为：健康管理是健康体检的延伸和扩展，健康体检加检后服务就等于健康管理；从疾病健康管理角度认为：健康管理说到底就是更加积极、主动的疾病筛查与及时诊治。因此，无论在定义的表述、概念及内涵的界定上均存在明显的不足或不完整，没有一个定义、概念能被普遍接受。

　　2009 年，中华医学会健康管理学分会组织全国健康管理学界的专家，共同编写颁布了《健康管理概念与学科体系的中国专家初步共识》，将健康管理的概念界定如下：以现代健康概念（生理、心理和社会适应能力）和新的医学模式（生理 - 心理 - 社会）以及中医治未病为指导，通过采用现代医学和现代管理学的理论、技术、方法和手段，对个体或群体整体健康状况及其影响健康的危险因素进行全面检测、评估、有效干预与连续跟踪服务的医学行为及过程。其目的是以最小投入获取最大的健康效益。

　　健康管理是以人的健康为中心，长期连续、周而复始、螺旋上升的全人、全程、全方位的健康服务。健康管理有三部曲：

　　1. 了解和掌握你的健康，即健康信息收集和健康检测
　　2. 关心和评价你的健康，即健康风险评价和健康评估
　　3. 改善和促进你的健康，即健康危险干预和健康促进

　　健康管理以最优化的资源投入获得最大的健康效益。落实到健康管理的操作流程，健康体检可谓前提，健康评估是手段，健康干预是关键，健康促进则是目的。

　　从健康管理的概念看，健康管理是在健康管理医学理论指导下的健康服务。其主体是经过系统医学教育或培训并取得相应资质的医务工作者，客体是健康人群、亚健康人群（亚临床人群）以及慢性非传染性疾病早期或康复期人群。健康管理的重点是慢性非传染性疾病及其风险因子。

三、健康管理的地位与作用

　　健康管理是健康服务的一种重要手段，涉及健康服务的整个过程，是健康服务的核心之一。健康管理是确保健康服务顺利进行的前提，没有健康管理就不能取得服务对象的基本数据，无法开展健康服务的各项事宜。只有对服务对象进行健康管理，才能保证服务对象切实按照健康有序的生活方式进行生活,达到健康生活的目的。

习近平总书记强调:"人民身体健康是全面建成小康社会的重要内涵,是每一个人成长和实现幸福生活的重要基础。"在新的医疗体制改革方案和《"健康中国2030"规划纲要》的总体框架下,健康管理成为引领和推动中国科技与产业发展的重要领域。不仅能保障人民群众的基本健康服务要求,还能直接满足人民群众日益增长的健康产品与服务的需求,提高人民的健康水平,同时也有利于扩大内需、增加就业、转变发展方式,对改善民生、稳定增长,全面建成小康社会具有重要意义。有助于提高社会人力资本的质量水平,推动经济发展。处于优先发展的战略地位。

第三节　健康服务与管理的内容及学习

一、健康服务与管理专业的培养目标

健康服务与管理专业的培养目标是培养基础扎实、知识面宽、能力强、素质高,具备现代健康管理理念,掌握健康服务业方面的知识与技能,拥有一定健康管理特长,能在健康、文教、卫生、社保、养生等单位从事健康风险评估、健康管理、健康教育与健康促进、慢性病管理等的应用复合型人才。

二、健康服务与管理的学科体系

健康服务与管理专业培养目标是复合型人才,因此,其专业学科体系涵盖医学、社会学、经济学和管理学。

（一）宏观管理相关课程

主要研究国家政府和社会层面的宏观健康促进与健康管理问题。包括国家健康立法、公共健康促进与健康管理政策及策略、公共和/或公益性健康管理与卫生服务机构、机制与模式以及相关法律法规及规范的研究制定等。主要课程包括管理学基础、经济学原理、卫生事业管理、社会医学等。

（二）微观健康服务相关课程

主要研究个体或群体（包括家庭）的健康促进与健康维护、改善与管理问题。主要包括:健康行为与生活方式管理,健康素质与能力管理,健康体适能监测与促进管理,健康与劳动力资源管理,营养、运动与健康管理,主动性整体心理、生理及社会适应性健康管理等,引起慢性非传染性疾病的诸多风险因子的检测、评估与风险控制管理问题。主要课程包括临床医学概论、诊断学、健康管理学、营养学、健康教育与健康促进等。

（三）健康服务相关产业课程

聚焦与健康服务相关产业,研究产业发展规律,提升管理技能的相关课程。例如,健康保险学主要研究健康保险设立、健康保险产业发展及管理,中医治未病与特色养生保健主要研究如何将祖国传统医学"治未病"和养生保健的理论、技术及特色产品适时应用到现代健康管理学科与服务体系中,并在健康管理理论研究与实践中得到传承及发展。

三、健康服务与管理专业学习要求及方法

一是在课堂学习中夯实理论基础。在学习健康服务与管理的过程中应掌握健康管理的基础理论、基本知识和基本技能,掌握医学的基础理论、基本知识,以及广泛的人文社会科学和自然科学等有关知识,并能够利用严谨的科研思维开展健康管理相关科研工作掌握基础医学、临床医学、预防医学、中医学、管理学等基础知识,为健康管理实践提供理论基础。

二是培育从业健康服务与管理的技能。学生应当在学习过程中掌握健康检测、健康风险评

估的基本技能,以及在社区健康管理、常见慢病管理,以及健康保险和其他健康产业等领域的具体应用;具备全面、系统、正确收集健康相关信息的能力,具备一定的中医养生学、营养学、心理学等领域的健康危险因素干预技能;掌握调查研究、实验研究的基本方法,掌握文献检索、数据统计分析的基本知识和实际操作方法,具备从事科学研究的基本能力。

三是在学习过程中树立问题意识积极思考。问题意识是指学生在认识活动中意识到一些难以解决的、疑惑的实际问题或理论问题时产生的一种怀疑、困惑、焦虑、探究的心理状态。健康服务与管理专业终极目的是培育具备实践技能的健康服务从业者,而当前高等院校存在教学脱离实践等诸多问题,这需要学生在学习过程中加强主观能动性,始终带着问题去学习,在学习和实践过程中探索答案。

四是理论结合实践培育创新意识。创新是科技进步的灵魂,是教学改革的核心;实践是检验真理的标准,是发扬创新精神的有效载体。目前,大学生的主要问题之一就是缺乏创新能力,社会适应力不强,运用知识解决问题的方法和能力不强。因此,学习过程中利用见习、实习的机会,系统回顾课堂所学,勤于思考,培育自己的创新意识。

（郭　清）

 思考题

1. 经济学家认为 21 世纪最可持续发展的是健康产业,是财富增长的第五波;世界首富和华人首富都认为,下一个超越他的一定出在健康产业里,你对此怎么看?

2. 谈谈你对"健康服务业以大健康观为前提,面向健康、亚健康、患病人群,覆盖全生命周期,提供优质健康服务;如何培养健康生活方式和行为习惯,为国家健康工作 50 年"这句话的理解。

3. 结合本章内容,谈谈你对健康服务与管理专业的认识以及如何加强专业学习?

第二章 健康管理理论与方法

本章要点

1. **掌握** 健康管理的理念；健康管理的服务流程；健康管理的基本步骤；健康管理的主要任务。

2. **熟悉** 管理的概念；健康教育，健康促进的概念；健康促进的活动领域；健康教育与健康促进的关系；现代健康管理的特点；健康管理的目标。

3. **了解** 健康管理学的研究方法；健康管理学研究方法的应用；管理理论的发展。

章前案例

案例一：某男，36岁，身高169cm，体重88kg，东北人。大学毕业后从事商业软件开发工作，很少参加体育运动，高盐饮食，爱吃油条、方便面等高脂食品，偶尔吸烟，好酒。近半年来，感觉工作压力大、睡眠困难、多梦、乏力，影响工作，前往健康管理中心进行健康咨询。

健康管理中心首先让其填写健康问卷，了解其一般情况、既往病史、家族史、日常生活行为方式等健康相关情况，并为其进行了健康检查。结果显示：总胆固醇正常，低密度脂蛋白增高；目前存在高脂饮食，久坐运动少的不良生活习惯。母亲有糖尿病、高血压。以上因素可能会增加患脑卒中、冠心病等慢性病的可能性。

该中心为其提出了如下建议：①控制高脂肪、高能量食物的摄入；②少食高胆固醇的食物；③多吃降胆固醇食物；④低盐饮食；⑤游泳：每周2~3次，至少坚持每周1次，每次1小时；⑥快走或散步，餐后半小时进行，每次30分钟以上，每天1次；⑦少乘电梯，步行上班。

该员工参加健康管理3个月，调整了生活方式，饮食睡眠趋向于正常，体重减轻到70kg，精神状态改善，工作效率提高，面貌焕然一新。

案例二：自20世纪中期以来，美国医疗费用持续升高。人口老龄化、慢性病和残疾、全国缺乏统一协调的科学医疗服务，是让美国政府头痛的三大医疗健康难题。人群中最不健康的1%和患慢性病的19%占用了70%的医疗卫生费用；而70%的健康人口只占用了10%的医疗费用。美国每年国内生产总值（gross domestic product，GDP）的17%用于医疗开支，但还有16%的人没有医疗保险。

美国政府由此制订了全国健康管理计划，该计划包括两个主要目标、28个重点领域和467项健康指标。两个主要目标是提高健康生活质量、延长健康寿命，消除健康差距。在467项健康指标中，有10项是重点健康指标，包括运动、超重及肥胖、烟草使用、药物滥用、负责任的性行为、精神健康、伤害与暴力、环境质量、计划免疫和医疗保健覆盖率。

第一节　健康管理理论基础

一、管理理论基础

（一）管理的概念

管理是指在特定的环境下，管理者通过执行、计划、组织、领导、控制等职能，整合组织的各项资源，实现组织既定目标的活动过程。这个定义包含了几层含义：第一，管理是以实现既定目标为目的的活动；第二，通过执行、计划、组织、领导、控制这些手段实现一系列相互联系的活动；第三，管理的本质是协调，使资源与活动之间实现协调；第四，管理活动是在特定环境下进行的，与外界环境相互联系，相互依存。

（二）管理理论发展

人们进行有效的管理活动，已有数千年的历史，但直到近代以来才形成了一套比较完整的管理理论。一般来说，管理学形成之前可分成两个阶段：早期管理实践与管理思想阶段和管理理论产生的萌芽阶段。管理学形成后又分为三个阶段：古典管理理论阶段、现代管理理论阶段和当代管理理论阶段。

1. 早期管理实践与管理思想阶段　从人类社会产生到 18 世纪，人类在长期的生产实践中自觉或不自觉地进行着管理活动和管理的实践，但是当时的人们并未对经验进行科学的概括，没有形成科学的管理理论。早期的一些著名的管理实践和管理思想大都散见于埃及、中国、希腊、罗马和意大利等国的史籍和许多宗教文献之中。

2. 管理理论产生的萌芽阶段　随着 18 世纪到 19 世纪的工业革命，以机器为主的工业化生产活动逐渐成为现实，管理方面的问题越来越多地被涉及，于是管理学开始逐步形成。这个时期的代表人物有亚当·斯密（Adam Smith，1723—1790）、大卫·李嘉图（David Ricardo，1772—1823）等。

3. 古典管理理论阶段　古典管理理论阶段是管理理论最初形成阶段。在这一阶段，人们较多的从管理职能、组织方式等方面研究企业的效率问题。期间具有奠基人地位的管理大师分别如科学管理之父泰勒（F.W.Taylor，1856—1915）、管理理论之父法约尔（H.Fayol，1841—1925）和组织理论之父马克斯·韦伯（M.Weber，1864—1920）等。

4. 现代管理理论阶段　20 世纪 40 年代以来，科学技术迅速发展，生产力国际化程度加速，人们对管理活动的认识逐渐深入，出现了许多管理理论学派，美国管理学家孔茨（Harold Koonz）形象地称其为"管理理论的丛林"。主要包括管理过程学派、经验或案例学派、人类行为学派、社会系统学派、决策理论学派和数学学派等。

5. 当代管理理论阶段　进入 20 世纪中期以后，由于国际环境的剧变，这时的管理理论以战略管理为主，研究企业组织与环境关系以及企业如何适应充满危机和动荡的环境。

20 世纪 80 年代为企业再造时代，该理论的创始人是原美国麻省理工学院教授迈克尔·哈默（M.Hammer）与詹姆斯·钱皮（J.Champy），他们认为企业应以工作流程为中心，重新设计企业的经营、管理及运作方式，进行所谓的"再造工程"。这十几年间，企业管理经历着前所未有的、脱胎换骨般的变革。

20 世纪 80 年代末以来，信息化和全球化浪潮迅速席卷全球，顾客的个性化、消费的多元化决定了企业必须适应不断变化的消费者的需要，在全球市场上争得顾客的信任，才有生存和发展的可能。这一时代，管理理论研究主要针对学习型组织而展开。彼得·圣吉（P.M.Senge）在《第五项修炼》中明确指出企业唯一持久的竞争优势源于比竞争对手学得更快更好的能力。

二、健康管理相关基础

（一）健康管理的理念

健康管理的发展与医学的发展息息相关，是一个从本能，不自觉的过程向有意识，自觉的发展的过程。在各种健康和管理理念的不断发展中，逐渐形成了不同层次多角度的健康理念，追求健康的方式和习俗，如养生理念、自我保健理念、健康促进理念、健康维护理念、疾病管理理念和大健康理念等。这些不同层次，多角度的健康理念相互融合构成了现代健康管理理念。

1. **养生理念**　养生理念是我国几千年来在医药、饮食、民俗等方面健康管理理念的总结，包括 5 个基本思想：顺其自然，形神兼养，动静结合，审因施养，辩证施养。

2. **自我保健理念**　自我保健理念是基于"两个回归"科学理念提出的，包括使健康环境生态链回归自然和使卫生保健回归自我两方面。只有强化正向的自我保健需求，才能提高人们的自我保健能级。

3. **健康维护理念**　"健康维护"是基于"管理型医疗"（managed care）的健康保险管理的特定概念，是为特定参保人群提供全面医疗保健服务的保险体系，属于管理型医疗的一种。这种模式强调"防患于未然"，就是为参保人订制精细化的健康处方，让人们远离危险因素，不轻易陷入"亚健康状态"，也是保险业特有的健康管理理念。

4. **健康促进理念**　世界卫生组织（WHO）在《渥太华宪章》中提出健康促进。这里的"健康"显然已经超越了身体健康，它包括应对和解决问题的能力、在自我保健和卫生服务利用之间取得平衡、在家庭和工作中取得成就等。

5. **现代大健康理念**　作为现代健康管理理念的核心，大健康理念包括三层含义：一是世界卫生组织多次提出的"多维健康观"，其包含生理健康、心理健康、精神健康、行为生活方式健康、社会适应性健康和道德行为健康；二是生命全周期大健康观；三是对每个人的全部"生命关键期"的健康管理。大健康是 21 世纪现代化先进健康理念。

（二）现代健康管理的新特点

1. **多层次、多水平的健康管理系统**　现代健康管理系统是由微观、中观、宏观多个层次的健康管理活动有机组合而成的健康管理系统，其核心是对个体、群体的不良行为和生活方式的干预与管理，其基础是对家庭、单位、社区等场所的健康问题及影响因素的综合管理，并不断扩大到对国家及全球范围内居民健康的宏观社会条件和结构因素的干预和管理。

2. **不断拓展的管理内容、对象和范围**　健康管理内容不仅包含了患病后的治疗和管理，还包括了对各种健康相关危险因素的监测和干预；管理的对象从病人拓展到全人群的不同健康状态，不同生命周期人群的健康维护以及长期动态管理；管理的范围从关注健康结果扩大到关注对健康影响的各种自然、社会条件的管理。

3. **日趋多样化的健康管理策略**　健康管理的手段从仅针对个体的临床医学、预防医学和公共卫生手段，拓展到社会、经济、文化、政策、法律、制度等综合干预措施，将健康融入所有政策。

4. **建立了纵横结合的管理机制**　在重视和依靠卫生行政部门的同时，不断探索将健康目标和体系纳入所有部门的有效途径，期望通过跨部门协调一致的策略，推动健康管理的有效开展。

三、健康教育与健康促进

（一）健康教育

1. **定义**　健康教育（health education）是以传播、教育、行为干预为手段，为学习者提供获取健康知识、树立健康观念、掌握健康技能的机会，帮助他们作出有益于健康的决定并养成健康行为的系列活动及其过程。它的最终目标是通过改变对象的行为而使之保持健康状态。健康教育的核心是教育人们树立健康意识，养成良好的生活方式和行为习惯，提高生命质量。健康教育的主要方法是传播、教育和干预,重点关注人群及其健康相关行为。其目标是鼓励大众养成健康的生活方式,合理地利用现有的卫生服务设施,改善自身生活环境,提高生活质量;其任务包括对疾病的预防控制,帮助病人更好地治疗和康复,帮助普通人群主动增进健康水平。

2. **功能** 健康教育的功能主要体现在以下几个方面:

(1)帮助个体和群体掌握卫生保健知识和技能,树立健康观念,自愿采纳有利于健康的行为和生活方式。

(2)使人们有效地预防、减少、推迟高血压、糖尿病等各种慢性非传染性疾病的发生。

(3)有效地控制传染病的传播与流行。

(4)预防和减少慢性疾病发生,有效降低医疗费用支出。

(5)促进健康素养的发展,提高人们自我健康管理和有效利用医疗服务的能力,满足日益增长的不同健康服务的需求。

3. **健康教育应该遵循以下基本原则进行设计:**

(1)针对性和适用性原则。

(2)个性化和人性化原则。

(3)可及性和可接受原则。

(4)知、信、技、法、行系统性循序渐进原则。

(5)信息反馈原则。

4. **健康教育计划设计步骤** 包括:

(1)分析健康问题,划分教学小组。

(2)描述解决健康问题的行为,描述所需的信息和技能。

(3)落实所需的资源和有关的服务。

(4)列举所期望的变化以及如何测量。

(5)设计教学方法和学习活动。

(6)完善组织的安排和教学阶段、学时、内容一览表,并通过问卷调查征求意见加以完善。

（二）健康促进

1. **定义** 1995年世界卫生组织西太区办事处在其发表的《健康新地平线》(*New Horizons in Health*)中指出"健康促进是指个人与家庭、社区和国家一起采取措施,鼓励健康的行为,增强人们改变和处理自身健康问题的能力。"健康促进作为一种宏观策略,为了促进公众健康,需要协调不同部门之间的行为、调配资源并将规划付诸行动,并为健康教育改变人们的行为提供政策和环境上的支持。健康促进涉及人们社会生活的各个方面,强调一级预防,预防暴露于环境的各种危险因素。

2. **健康促进活动领域** 1986年首届国际健康促进大会发表的《渥太华宪章》指出,健康促进涉及5个主要活动领域:

(1)制定能促进健康的公共政策。

(2)创造健康支持性环境。

(3)加强社区行动。

(4)发展个体技能。

(5)调整卫生服务方向。

（三）健康教育与健康促进的关系

健康教育和健康促进密不可分。健康教育是针对行为问题采取的一系列干预步骤,它要解决的是帮助人们提高保健知识和技能、改变不健康的行为,建立创立健康的行为和生活方式的问题。健康教育是提高健康素养的重要途径,通过健康教育的有效实施,可以提高健康素养。健康素养可以作为单指标反映健康教育效果。而健康促进是社会策略和社会行为,是一项综合调动社会、经济、政治力量的广泛的群众性社会化教育活动过程,重点解决社会动员、社会倡导和相关部门协调问题。

健康促进不仅包括一些增强个体和群体知识技能的健康教育,更包括那些改变社会、经济和环境条件的活动以减少它们对个体和大众健康的不利影响。健康教育是健康促进的基础和先导,一方面健康教育在促进行为改变中起着重要作用;另一方面健康教育对激发领导者拓展健康教育的意愿,促进群众的积极参与,促成健康促进氛围的形成有着重要的作用。因此离开了健康教育,健康促进就会是无源之水,无本之木。同时,政府的承诺、政策、法律、组织等社会支持条件和社会、自然环境的改善对健康教育是强有力的支撑,而健康教育如不向健康促进发展,其作用就会受到极大限制。

第二节　健康管理基本内容

健康管理是指一种对个人或人群的健康危险因素进行全面管理的过程。其宗旨是调动个人和集体的积极性,有效地利用有限的资源来达到最大的健康效果。

一、健康管理的目标和任务

(一)健康管理的目标

健康管理是基于个人健康档案基础上的个性化健康事务管理服务,它是建立在现代营养学和信息化管理技术上,从社会、心理、环境、营养、运动角度对每个人进行全面的健康保障服务。它帮助、指导人们成功有效地把握与维护自身的健康。健康管理的具体目标是以个人或群体作为研究对象,以研究人的健康为中心,以研究如何提高个人或群体健康素养,改进健康生活方式及行为,改善不良健康状态,有效控制健康及疾病危险因素,遏制慢性疾病的发生发展,减轻医疗负担,提高生命质量和延长寿命。健康管理的宏观目标是在新的医药卫生体制改革方案下,紧紧围绕我国政府建设高水平小康社会的总体要求,创立现代健康管理创新体系,创新服务模式与技术手段,使慢性非传染性疾病得到有效控制,在实现大幅度提高国民健康素质与健康人口构成比例,提高国民平均期望寿命和健康寿命中发挥重要作用,是健康管理相关产业成为国家拉动内需,扩大消费的民生工程和新的支柱产业之一,成为引领和推动中国科技与产业发展的重要领域,最终实现健康管理与健康服务大国。

(二)健康管理的主要任务

健康管理的主要任务是以现代健康概念和中医"治未病"的思想为指导,运用医学、管理学等相关学科的理论、技术和方法,对个体或群体健康状况及影响健康的危险因素进行全面连续的检测、评估和干预,实现新型医学服务过程。

围绕健康管理的目标为中心,健康管理的主要任务如下:

1. **建立一个新学科**　即在逐步统一和完善健康管理相关概念(定义)的基础上,建立起一个现代医学创新体系相匹配、能够适应和满足我国健康管理及相关产业发展需求的新的医学学科。

2. **构建一个新体系**　即研究构建中国特色的健康管理学科与产业体系:包括国家健康研究体系、健康管理学科体系、健康管理信息化服务体系、产品与技术研发体系、教育培训体系、慢性非传染性疾病风险监测评估与管理控制体系、国人健康/亚健康评价指标与评估模型体系(国人健康量表)、中医治未病与养生保健体系。

3. **创建一批新平台**　即研究构建一批中国特色的健康管理科技研发创新平台:包括健康管理学科与理论研究平台、健康管理关键技术与特色产品研发平台。

4. **研发一套新标准**　即研制并颁发一套健康管理相关技术标准与规范:包括健康体检技术

标准与规范、健康评估技术标准与规范、健康风险预测预警技术标准与规范、特殊职业/环境医学疗养院适应性选拔评定技术标准与规范、国人健康/亚健康评价标准与实施规范、健康管理和干预效果评价标准与规范、健康管理相关仪器设备与干预产品的技术标准与规范、健康信息技术与网络化服务标准与规范。

5. 创建健康管理服务新模式　包括医院/疗养院健康管理新模式、社区健康管理医学服务新模式、新型农村合作医疗（以下简称"新农合"）健康管理医学服务新模式、健康保险与健康管理服务新模式等。

6. 打造首批健康管理示范基地　包括科研与培训基地、预防性体检与健康管理示范基地、产品研发与转化基地、社区健康管理与健康促进基地、疗养院与中医治未病健康管理基地、健康保险与健康管理示范基地、健康信息技术应用示范基地等。

7. 培训造就一支健康管理专业队伍　包括科研、教学、产品研发、技术服务等专家或专业团队。

8. 形成一个大产业　即健康管理服务与相关产业规模空前壮大，成为新的支柱产业。

二、健康管理服务流程

一般来说，健康管理的服务流程由以下五部分组成：

（一）健康体检

健康体检是以人群的健康需求为基础，按照早发现、早干预的原则来选定体格检查的项目。检查的结果对后期的健康干预活动具有明确的指导意义。健康管理体检项目可以根据个人的年龄、性别、工作特点等进行调整。目前一般的体检服务所提供的信息应该可以满足这方面的要求。

（二）健康评估

通过分析个人健康史、家族史、生活方式和从精神压力等问卷获取的资料，可以为服务对象提供一系列的评估报告，其中包括用来反映各项检查指标状况的个人健康体检报告，个人总体健康评估报告，精神压力评估报告等。

（三）个人健康管理咨询

在完成上述步骤后，个人可以得到不同层次的健康咨询服务。个人可以去健康管理服务中心接受咨询，也可以由健康管理师通过电话与个人进行沟通。内容可以包括以下几方面：解释个人健康信息及健康评估结果及其对健康的影响，制定个人健康管理计划，提供健康指导，制定随访跟踪计划等。

（四）个人健康管理后续服务

个人健康管理的后续服务内容主要取决于被服务者（人群）的情况以及资源的多少，可以根据个人及人群的需求提供不同的服务。后续服务的形式可以是通过互联网查询个人健康信息和接受健康指导，定期寄送健康管理通讯和健康提示；以及提供个性化的健康改善行动计划。监督随访是后续服务的一个常用手段。随访的主要内容是检查健康管理计划的实现状况，并检查（必要时测量）主要危险因素的变化情况。健康教育课程也是后续服务的重要措施，在营养改善、生活方式改变与疾病控制方面有很好的效果。

（五）专项的健康及疾病管理服务

除了常规的健康管理服务外，还可根据具体情况为个体和群体提供专项的健康管理服务。这些服务的设计通常会按患者及健康人来划分。对已患有慢性病的个体，可选择针对特定疾病或疾病危险因素的服务，如糖尿病管理、心血管疾病及相关危险因素管理、精神压力缓解、戒烟、运动、营养及膳食咨询等。对没有慢性病的个体，可选择的服务也很多，如个人健康教育、生活方式改善咨询、疾病高危人群的教育及维护项目等。

三、健康管理基本步骤

健康管理是一种前瞻性的卫生服务模式，它以较少投入获得较大的健康效果，从而增加了医疗服务的效益，提高了医疗保险的覆盖面和承受力。一般来说，健康管理有以下三个基本步骤。

（一）健康信息采集

只有了解个人的健康状况，才能有效地维护个人健康。因此，具体地说，第一步是收集服务对象的个人健康信息。个人健康信息包括：个人一般情况（性别、年龄等），目前健康状况和疾病家族史，生活方式（膳食、体力活动、吸烟、饮酒等），体格检查（身高、体重、血压等）和血、尿实验室检查（血脂、血糖等）。

（二）健康风险评估

根据所收集的个人健康信息，对个人的健康状况及未来患病或死亡的危险性用数学模型进行量化评估。其主要目的是帮助个体综合认识健康风险，鼓励和帮助人们纠正不健康的行为和习惯，制订个性化的健康干预措施并对其效果进行评估。患病危险性的评估，也被称为疾病预测，可以说是慢性病健康管理的技术核心。其特征是估计具有一定健康特征的个人在一定时间内发生某种健康状况或疾病的可能性。

在健康风险评估的基础上，我们可以为个体和群体制订健康计划。个性化的健康管理计划是鉴别及有效控制个体健康危险因素的关键。将以那些可以改变或可控制的指标为重点，提出健康改善的目标，提供行动指南以及相关的健康改善模块。个性化的健康管理计划不但为个体提供了预防性干预的行动原则，也为健康管理师和个体之间的沟通提供了一个有效的工具。

（三）健康干预

在前两步的基础上，以多种形式来帮助个人采取行动，纠正不良的生活方式和习惯，控制健康危险因素，实现个人健康管理计划的目标。与一般健康教育和健康促进不同的是，健康管理过程中的健康干预是个性化的，即根据个体的健康危险因素由健康管理师进行个体指导，设定个人目标，并动态追踪效果。如健康体重管理、糖尿病管理等，通过个人健康管理日记、参加专项健康维护课程及跟踪随访措施来达到健康改善效果。一位糖尿病高危个体，其除血糖偏高外，还有超重和吸烟等危险因素，因此除控制血糖外，健康管理师对个体的指导还应包括减轻体重（膳食、体力活动）和戒烟等内容。

健康管理的这三个步骤可以通过互联网的服务平台及相应的用户端计算机系统来帮助实施。应该强调的是，健康管理是一个长期的、连续不断的、周而复始的过程，即在实施健康干预措施一定时间后，需要评价效果、调整计划和干预措施。只有周而复始，长期坚持，才能达到健康管理的预期效果。

第三节   健康管理学常用研究方法

健康管理学相关学科主要包括卫生统计学、流行病学、社会学、管理学、心理学、营养学、信息学、循证医学等学科。健康管理学研究方法主要包括相对危险量化评估方法、绝对危险量化评估方法和中医辨证施证方法。在实施过程中，常采取多种研究方法并用的方式，不同的研究方法相互联系、相互作用，共同构成一个有机的研究方法体系。

一、概述

（一）健康管理学研究方法

1. 基本概念　健康管理学研究方法体系（research methods system）是由研究主体为了实现特定研究目的，在研究健康管理的本质和规律时所采用的一系列相互联系、相互作用的特定研究方法共同构成的研究方法体系。

2. **特点**

（1）动态性：随着健康管理学的发展，不断有新的问题、新的观点、新的技术出现，决定了研究方法也在不断革新，以适应新的需求。

（2）综合性：健康管理的研究主体是健康，健康受生理、心理、社会因素等多种因素影响，在研究过程中涉及多个学科领域，如临床医学、预防医学、康复医学、心理学、营养学等。健康管理的研究方法也与其他学科的研究方法相互联系。

（3）创新性：健康管理学是与多学科紧密联系的一门创新性学科，健康管理学研究方法与其他学科研究方法相互联系，具有独特的创新性。

3. **内容**　健康管理学研究方法体系具有明确的层次性特征。

第一层次：健康管理学哲学层次的方法。它是研究主体认识和研究健康管理的根本方法，揭示了健康管理学研究方法的本质。

第二层次：健康管理学通用研究方法。它是研究主体进行健康管理学研究的基本思路和分析方法。

第三层次：健康管理学具体研究方法。它与健康管理学的研究特点和研究对象紧密关联，是健康管理学的特征性研究方法。

（二）健康管理学研究方法的应用

1. **管理实践**　健康管理学研究方法在实践中指导健康管理实际应用。通过社会学、信息学等学科的研究方法收集健康信息，从中找到危险因素。运用统计学、流行病学等研究方法对个人的健康状况开展评估，同时用数学模型对患病或死亡危险性进行预测，帮助个体认识健康危险。鼓励和帮助人们纠正不健康的行为习惯，提出个性化的健康干预措施并对其效果进行评估和再干预。控制健康危险因素，实现个人健康计划目标。

2. **科学研究**　研究方法是学科建设发展的基础。运用健康管理学研究方法对健康数据与实例进行分析、研究，从中总结出健康管理的规律与特点，指导和促进健康管理科学研究。健康管理学学科体系构架庞大，包括研究个体或群体健康促进与健康管理问题、健康危险控制管理、健康信息技术、健康教育与技能培训和中医"治未病"与特色养生保健等。

3. **教学培训**　在健康管理学教学培训过程中，传统的教学方法和内容与科学的研究方法相结合，更好地使学生全面理解掌握所学的理论知识，培养出符合专业需要和时代要求的健康管理人才。

二、健康管理学的研究方法

（一）相对危险量化评估方法

1. **相对危险量化评估理论**　相对危险性反映的是相对于一般人群危险度的增减量。相对危险度表示的是与人群平均水平相比，危险度的升高或降低。人群平均危险度可以来自一个国家或一个地区的按照年龄和性别统计的死亡率表。我国目前尚无适合国内具体情况的危险分数转换表，故在进行个体健康危险因素评价时，需要参照 Geller-Gesner 表将危险因素转换为危险分数。

2. **相对危险量化评估方法**

（1）健康危险因素评价所需资料

1）当地性别年龄别的疾病死亡率：这些资料可以通过死因登记报告、疾病检测等途径获得，也可通过回顾性调查获得。相对危险评价要阐述疾病的危险因素与发病率及死亡率间的数量联系，选择疾病及有关的危险因素作为研究对象，对取得结论及合理解释非常重要。

2）个人健康危险因素：需要收集有关个人的危险因素，可以分成下列 5 类：①行为生活方式：吸烟、饮酒、体力活动和使用安全带等；②环境因素：经济收入、居住条件、家庭关系和生产环境等；③生物遗传因素：年龄、性别、种族、疾病、遗传史、身高、体重等；④医疗卫生服务：是否定期进行体格检查、X线检查、直肠镜检查和乳房检查等；⑤疾病史：应详细了解个人的患病史、症状、体征及相应检查结果，包括个人疾病史、婚姻与生育状况、家庭疾病史。

（2）计算危险分数的有关资料：将危险因素转换成危险分数是评价危险因素的关键步骤，只有通过这种转换才能对危险因素进行定量分析。危险分数是根据人群的流行病学调查资料，应用一定数理统计模型计算得到的。还可以采用经验评估方法，邀请不同专业的专家，参照目前病因学与流行病学研究结论，对危险因素与死亡率之间联系的密切程度，提出将不同水平的疾病存在危险因素转换成各个危险分数的指标。

（3）健康危险因素评价具体步骤

1）收集个人危险因素资料：一般采用自填式问卷调查法，辅以一般体格检查、实验室检查等手段获得。

2）收集当地年龄别、性别、疾病别死亡率资料：可通过死因登记报告、疾病监测或死亡回顾调查获得。该资料作为同年龄别、同性别死亡率的平均水平，在评价时作为比较的标准。

3）将危险因素转换成危险分数：这是进行危险因素评价的关键步骤。当危险因素相当于平均水平时，危险分数等于1.0，也即危险分数为1.0时，个人发生某病死亡的概率大致相当于当地死亡率的平均水平；当危险因素超过平均危险水平时，危险分数大于1.0。危险因素超过平均水平越多，危险分数就越大，个人死于某病的概率也越大。反之，危险因素低于平均水平，危险分数就小于1.0，个人死于某病的概率则小于当地平均死亡率。

4）计算组合危险分数：与死亡原因有关的危险因素只有一项时，组合危险分数即是该危险因素的危险分数。当危险因素有多项时，其计算方法为：①将危险分数大于1.0的各项分别减去1.0后剩下的数值作为相加项分别相加；②小于或等于1.0的各项危险分数值作为相乘项分别相乘；③将上述两数值相加即得到该死亡原因的组合危险分数。

5）计算存在死亡危险：存在死亡危险说明在某一种组合危险分数下，死于某病的可能危险性，其值为平均死亡概率与组合危险分数之乘积。

6）计算评价年龄：评价年龄是根据年龄与死亡率之间的函数关系，按个体所存在的危险因素，计算被评价者总的死亡危险，通过查阅健康评价年龄表所得出的年龄。

7）计算增长年龄：增长年龄是针对个体已存在的危险因素提出消除危险因素的有关措施后该个体可能达到的年龄。

8）计算危险降低程度：危险降低程度所表明的是若按医生建议消除了目前所存在的危险因素后危险可以降低的程度。

3. 意义　不同地区、不同人群、不同环境因素会影响人群身心健康，导致一系列疾病。人群的生活习惯、文化及卫生保健条件上也存在较大差异。相对危险评价能够为每一个人提供有针对性的健康危险评价。了解到人们的年龄、性别、健康状况和其他健康相关信息后，健康危险因素评价能够对健康危险因素的危害程度进行量化分析，找出危险因素，并提供去除危险因素后可能获得的健康年龄，使人们清楚地了解到自身健康状况，特别是对于评价年龄大于实际年龄的个体，根据文化、习惯、职业以及具体的情况，由浅入深地进行疾病预防、保健、医疗卫生知识等教育，使健康教育更具有针对性，有效推动对健康危险行为的矫治。

（二）绝对危险量化评估方法

绝对危险评估以队列研究为基础构建，主要运用流行病学研究方法估计将来若干年内患某种疾病的可能性，用来评估多个危险因素对疾病的效应。

目前，在疾病防治方面国外研究者已经转向在疾病绝对危险的基础上，搭建新的疾病危险沟通工具。

1. 概率评估法　是以某事故发生概率计算为基础的方法。如事故数和事件数的评估方法。

2. 数学模型计算评估　主要是应用软件来实现。如 Grover 等建立了评估患者"心血管年龄"的新的危险沟通工具。

（三）中医辨证施治方法

1. 中医"治未病"基本理论　对疾病危险因素的干预策略和对疾病发生、发展过程的掌控是健康管理的基础。现代医学认为，人从健康到疾病包括健康、亚健康和疾病三个过程，而中医学则将其分为未病、欲病和已病三个阶段。中医的"治未病"体系则针对这些阶段分别提出了"未病先防""既病防变"和"瘥后防复"的理论与实践，从而实现增进与维护健康、提高生命质量的目的。

（1）未病先防：中医理论认为，疾病的产生与人体正气（机体抵抗力）和邪气（致病因子）两方面的因素有关，其中邪气是外因，正气才是决定是否发病的内在基础。在未病之前积极采取各种措施，增强机体的正气，提高其抵御邪气的能力，防止疾病的发生。

（2）既病防变：既病防变是指在治疗过程中，把握有利时机，早诊断早治疗，防止疾病向严重复杂的方向发展。

（3）瘥后防复：疾病初愈，虽然症状消失，但此时邪气未尽，正气未复，气血未定，阴阳未平，若调摄不当，则可助邪伤正，使正气更虚，余邪复盛，引起疾病复发或留有后遗症。

中医学"治未病"理论强调从整体上把握生命与健康，既符合人的生命活动规律，也是降低目前占主导地位的疾病，如心血管疾病、恶性肿瘤等疾病发病率的重要方法，与现代医学健康管理的模式不谋而合。

2. 中医体质类型　健康管理学的一大特色就是运用中医使人达到平衡的状态，从而促进健康。阴阳匀平是中医对健康的高度概括，在中医理论体系中，阴阳涵盖了身体、心理、自然环境及社会关系等多方面因素，这与健康管理追求的健康相一致。

近些年来，随着人们物质与精神文明水平的提高，体质这一与性格、健康、疾病及预防密切相关的概念也日益为普通大众所接受和认可。

3. 中医特色养生方法　中医学在长期的医疗实践中，积累了丰富的养生防病和保健经验。健康调护是在中医理论的指导下，采取规律起居、静心守神、服食药饵、吐纳导引等多种方法，使机体处于一种阴平阳秘、气血充足的平衡状态。包括生活起居调护、饮食调护、运动调护、精神调护、针灸按摩调护、药物调护等。

三、相关学科的研究方法

（一）管理学研究方法

1. 历史研究方法　历史研究方法是运用管理理论与历史的实践文献，全面参考管理的历史演变、重要的管理思想和渊源，从中找出规律性的东西，寻求对现在仍有意义的管理原则、方式和方法。

2. 比较研究方法　比较研究方法是科学研究中一种常用的研究方法。它寻找事物之间的异同，分辨出其一般性和特殊性，留下值得借鉴的事物。

3. 案例分析方法　案例分析法是指在学习研究管理的过程中，通过对典型案例的分析，总结出管理的经验、方法。

健康管理运用管理学的知识，在综合全面管理人群的健康，进行健康监测、评估和干预等方面，成为人群寻找和维护健康的一般规律和基本方法。

（二）卫生统计学方法

1. 统计设计　包括调查设计和实验设计。

2. 统计描述　对原始数据进行归纳整理，用相应的统计指标，表示出研究对象最鲜明的数量特征。

3. **统计推断**   在统计描述的基础上,对相关指标的差别和关联性进行分析和推断。

卫生统计学是一项基本方法,在健康管理研究中应用非常广泛。可以应用于健康管理科研设计中,对数据的收集、描述、结果分析和评价等。典型代表是在疾病危险性评估中的运用。如多因素模型法是建立在多因素数理分析基础上的,采用统计学概率理论的方法得出患病危险性与危险因素之间的关系模型。

(三)流行病学方法

1. **现况研究**   也称横断面调查,是指在某一特定时间对某一定范围的人群,以个人为单位收集和描述人群的特征以及疾病或健康状态的分布。

2. **病例对照研究**   其基本原理是以患有某病的病人作为病例组,以不患该病者作为对照组,通过询问、实验室检查或复查病史等,调查、了解两组人群既往暴露史,并进行比较。若两组研究因素暴露比例的差异有统计学意义,则可认为该因素与疾病之间存在着一定的关联,并可进一步估计关联强度。

3. **队列研究**   亦称定群研究。研究开始时已经掌握各研究对象中某研究因素的情况,随访一定时期,在此期间或之后,通过检查或监测,了解疾病或死亡的发生情况。

4. **实验性研究**   是以一定的假设为基础,通过一个或多个变量的变化来观察这些变量对另一个或一些变量产生的效应的一种研究方法。实验主要目的是建立变量之间的因果关系。根据不同的研究目的和研究对象,实验性研究可分为临床试验和社区试验。

流行病学研究方法是健康管理的重要手段的工具,流行病学研究结果是健康管理的重要依据。在健康危险评估过程中计算相对危险度、归因危险度等指标,得出疾病与危险因素的关联强度。

(四)社会学研究方法

1. **文献研究法**   是一种利用已有的研究资料进行研究的研究方法。其优点是减少各种原因所致的统计效能不佳和单个研究容易出现的系统误差等,有效提高文献资料的利用率及文献研究结果的价值。

2. **比较研究法**   指对两个或两个以上的事物或对象加以对比,以找出它们之间的相似性与差异性的一种分析方法。

3. **实地研究法**   指不带有理论假设而直接深入社会生活中,采用观察、访问等方法去收集基本信息或原始资料,从第一手资料中得出特殊性结论的方法。

4. **访问研究法**   又称访谈法,就是访问者通过口头交谈等方式向被访问者了解社会事实情况的方法。访问的过程实际上是访问者与被访问者面对面的社会互动过程。

5. **调查研究法**   现场调研是健康管理最常见的研究方法之一,一般分为描述性研究和分析性研究。

6. **社会学实验研究法**   也称实验调查法,是实验者有目的、有意识地通过改变某些社会环境的实践活动来认识实验对象的本质及其发展规律的方法。

社会学在健康管理研究中有非常广泛的应用。社会学研究方法为健康管理研究提供基础的研究方法,其定性研究方法成为定量研究的有效补充手段。社会学研究调查从社会的角度来分析疾病的发生和发展,展示健康的规律。

(五)心理学研究方法

1. **心理评估方法**

(1)观察法:对可观察行为表现进行有目的、有计划的观察和记录且进行评估。

(2)调查法:通过晤谈、访问、座谈、问卷、调查表等方式获得资料,了解被评估者的心理特征,并加以分析研究。

(3)会谈法:是评估者与被评估者以面对面的谈话方式进行的评估。

（4）作品分析法：被评估者的作品反映了其心理发展水平、心理特征、行为模式及心理状态等内容。通过分析这些作品，可以对被评估者的这些方面作出有效评估。

（5）心理测验法：心理测验是对心理现象的某些特定方面进行系统的评估。心理测验一般采用标准化、数量化的原则，所得结果可以参照常模进行解释，可以减少主观因素的影响。

2. 心理测验的常用方法

（1）问卷法：测验多采用问题方式，让受试者以"是""否"或在有限的几种选择上作出回答。

（2）操作法：让受试者实际操作。多用于测量感知觉和运动等操作能力。

（3）投射法：测验材料没有明确的结构和固定的意义，如一些意义不明的图片、一片模糊的墨迹或依据不完整的句子等，要求被试者根据自己的理解和感受随意作出回答，借以诱导出受试者的经验、情绪或内心冲突。

心理健康是健康不可分割的重要方面。心理学研究方法能够对人的心理进行评估、检测、治疗，使人的心理功能正常，发展完善个人生活，促进个人健康状态。

（六）循证医学研究方法

循证医学（evidence-based medicine，EBM）是指医疗决策应将个人的临床专业知识与现有的最佳研究证据、患者的选择结合起来进行综合考虑，从而作出最佳医疗决策。广泛用于健康管理研究成果的探寻、评价、发掘等方面。其基本内容包括：

1. 提出明确的临床问题 临床实践中常需要了解有关特定患者诊断、预后及处理方面的新信息以帮助科学决策。由于时间有限，要求医师快速地形成恰当的问题，以便在短时间内完成证据检索。

2. 搜索相关文献，寻找最佳证据 根据特定的临床问题，确定恰当的研究类型，再根据相应证据的分级选择恰当的数据库，制订检索策略进行检索。

3. 对证据进行严格的评价 在将检索到的证据应用于个体患者前，需要对收集的证据的真实性、可靠性及与该患者的相关性进行评价。

4. 应用证据进行临床实践 证据有助于患者获得更好的诊治，降低不良反应的发生，但需要医生综合考虑以往经验、患者所处的临床环境和其本人的意愿。

5. 评估实践后的效果和效率，便于改进和提高 对实践后的结果不管是成功还是不成功的经验或教训，临床医生都应进行具体分析和评价，达到改进、增进学术水平和提高医疗质量的目的。

（七）营养学研究方法

营养学（nutriology）研究方法是通过人体组成分析、人体测量、生化检验、临床症状、群体检测、营养信息收集等多项营养测定方法，判定个人或群体营养状况，确定营养不良类型及程度，估计预后，并监测营养支持疗效的方法。营养学研究方法为健康管理研究提供了营养方面的研究方法，在指导健康饮食、营养均衡方面具有重大意义。

1. 人体营养调查 包括居民营养状况调查与监测、社会营养监测、膳食结构的调查等。

2. 人体营养状况评价 包括人体测量、生化及实验室检查、临床检查等。

（八）信息管理学研究方法

1. 基本概念 信息管理学（information management）是一个建立在数学、管理学、信息科学与技术的基础上，涉及多个学科和多领域的综合性学科。宏观全面的了解人类社会信息管理活动的客观规律，掌握信息管理的基本理论和方法。

2. 基本内容

（1）实验研究方法：研究者通过一定手段来改变观察环境中的某个或某几个变量，观察这些变量对其他变量的影响，以确定变量间相互关系的研究方法。实验研究的目的是确认独立变量与从属变量间的因果关系，从而解释客观事物间的关系和客观现象，是解释性研究方法。

（2）社会调查方法：社会调查方法的目的是对客观情况进行真实描述，即描述某个或某些变量的特征分布或变化状态，而表示解释变量的相互关系或确认因果关系。社会调查被用来发现和确立变量间的关联关系。

（3）观察研究方法：观察研究方法是指对人们的自然行为进行科学研究以揭示这些行为的客观规律的研究方法。

（4）大数据研究方法：健康管理离不开大数据支持，通过对不同地区人群健康数据分析和挖掘，可得出不同地区、人群的健康差异，并以此构建个性化、地区化的健康评估模型，制定科学的防病、治病方法以及预后标准。

3. **作用**　健康管理的一个关键步骤是健康信息的采集，信息管理学作为健康管理学的重要研究方法，保证采集的内容客观反映服务对象的实际情况，不断适应信息化条件下健康管理需求，丰富健康管理的研究手段与管理方法，成为促进健康管理发展的重要形式。

（景汇泉）

思考题

1. 现代健康管理的理念是如何形成的？其包含了哪些具体内容？
2. 如何确定健康管理优先管理的问题？
3. 如何在健康管理实践中应用健康管理的研究方法并举例说明。

第三章 | 健康经济与健康政策

🍁 **本章要点**

1. **掌握** 不同视角下健康经济的概念和内涵；健康政策的基本概念，健康政策的基本要素。

2. **熟悉** 经济健康化的基本要素，健康产业的范围和分类，发展健康产业的理论基础，卫生经济的特殊性和卫生经济评价指标；健康政策的特征，健康政策的变化趋势。

3. **了解** 健康经济和健康产业在我国经济社会发展中的地位；健康政策制定程序。

🍁 **章前案例**

以社区慢性病管理网络为抓手的分级诊疗政策的制定与实施

背景与政策：2009 年我国开启新一轮深化医药卫生体制改革，2015 年国家出台《关于推进分级诊疗制度建设的指导意见》，提出到 2020 年，逐步形成基层首诊、双向转诊、急慢分治、上下联动的分级诊疗模式，基本建立符合国情的分级诊疗制度。对此，各地方积极响应，围绕建立分级诊疗体系，进行大量实践和探索。但各地方面临的普遍困难是"医院放不下、基层接不住、患者不乐意、服务不连续"等现实问题，如何寻找分级诊疗政策的突破口，建立可行路径，成为考量政策制定者的关键。

政策制定与服务模式：对此，××市以慢性疾病为切入点，提出推进慢性病防治医院-社区一体化管理的构想。建立三级医院专科医师、社区中心全科医师和健康管理师组成的"三师"健康管理团队，将不需要在大医院接受治疗的高血压、糖尿病这两类慢病患者转移到社区进行管理。三级医院专科医师负责这些患者诊断和治疗方案的制定，负责培训社区全科医师，全科医师负责实施专科医师治疗方案，及时掌握病情，健康管理师负责慢病患者日常联络随访，对患者生活方式全方位的健康干预，全面形成糖尿病和高血压病病友的全程管理网"两网"。在配套政策上，力促"慢病先行、三师共管"的落实。例如，放宽基层医疗机构用药范围、加大医保补偿倾斜和财政补偿政策、确立以绩效管理为导向的考评模式。

成绩："三师共管"实施 2 年来，约 16 000 名糖尿病和高血压病人加入"两网"，实现了个性化、精细化管理。从政策角度看，该市抓住了分级诊疗的要义，进行一系列政策设计，实现优质医疗资源"重心下移"、慢性疾病防控"关口前移"、科学分级诊疗"服务连续"的努力方向和关键步骤。注重政策协同性，以"三师两网"协作模式为主线，医保、财政、价格支撑为辅线，以薪酬制度改革和绩效考评制度等激励约束手段为动力，形成"急慢分治、慢病先行、上下一体、三师共管、柔性改革、多方共赢"的分级诊疗改革路径，形成步子稳健、管理精细的特点。

未来的挑战：该市在推进"三师两网"协作模式的分级诊疗政策中，遇到一系列问题和挑战。其中之一就是,如何更好地实施基于健康结果的绩效支付制度改革,以保障该模式的可持续性。

建立基于健康结果的绩效支付制度,首先需要了解和评价"三师两网"服务模式下健康管理的成本效益,为医保绩效支付方案提供依据。那么,如何评价"三师两网"服务模式的效益,其成本效益如何呢?学习完本章,您应该可以获得一些启发。

第一节 健 康 经 济

一、健康经济的概念及其基本理论

健康经济一词拥有丰富的内涵,从不同的视角出发,健康经济的概念不同,也拥有各自不同的内涵。

（一）社会治理视角下的健康经济

健康是人类恒久追求的目标,是经济发展的最终归宿,经济发展模式必须是健康可持续的。1986 年 WHO 参与主办的首届国际健康促进大会发布的《渥太华宪章》指出:"健康是每天生活的资源,并非生活的目标。健康是一种积极的概念,强调社会和个人的资源以及个人躯体的能力。"人类对健康和健康财富的认识和追求,彻底改变了传统的以物质第一、金钱第一作为经济发展的价值评判体系,这是健康经济时代最本质的特征。这一语境下的健康经济,反映出了人类社会治理的观点。

1. **健康经济的定义与内涵** 社会治理视角下的健康经济(healthy economy),是指以保障和促进经济健康为目标、以维护生命健康为导向进行资源配置的一种新型发展模式(healthy economic development model)。它有两层含义,一是促进经济运行健康,要求经济发展规模和增长速度不超出环境和资源承载能力,实现绿色发展;要求生产要素优化配置和高效利用,实现集约发展;要求经济结构合理协调、发展成果全民共享,实现平衡发展。二是经济运行必须以不损害人的生命健康为底线,以保障生命安全、提高健康水平为原则,充分考虑发展的资源显性成本和健康隐性代价,实现生产过程、市场流通、产品服务和消费处置的全程健康,践行以人为本。

健康经济体现了以人为本,将维护和促进人的健康作为经济发展的出发点和落脚点的基本原则。在发展目标上,健康经济与传统经济发展的根本目标不同。后者主要着重于提高物质生活水平,生产更多的物质产品和服务来供人消费,追求物质产出最大化。健康经济的发展目标是提高人的健康幸福生活水平,倡导健康舒适、生态环境、社会和谐等价值的最大化。健康经济包含了人和自然和谐发展的理念,强调人作为主体的价值追求。健康经济主要以健康 GDP、居民健康水平、幸福指数、环境质量等来衡量。

2. **经济健康化的基本要素** 健康经济强调经济发展的健康化。具体体现在要素投入、生产过程、产品服务、消费方式和社会文化的全面健康化(图 3-1)。

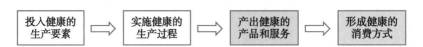

图 3-1 全过程全方位经济健康化示意图

（1）投入健康的生产要素:自然资源、劳动及资本是三种最重要的生产要素。生产要素的健康,就是指生产过程中的一切自然资源(例如空气、水和土壤等)的清洁无害,劳动人员的健康,以及所使用的厂房建筑及其设备的安全、无害。

（2）实施健康的生产过程：生产过程是指对投入的生产要素经过一系列的加工，直至产品生产出来或服务形成的全部过程。生产过程的健康就是生产各个环节的健康化，严格限制和大大减少具有健康危害性的生产活动，包括通过执行严格的生产标准提高产品合格率，使用清洁能源减少废气排放，减少污染排放，发展循环经济等。

（3）提供健康的产品和服务：防止健康危害品的制造，底线是不损害人的健康，产品和服务的健康附加值成为生产活动价值链的主要组成部分，修复或促进人的健康，例如，无害和环保的家居材料和住房，安全、营养、健康的食品和餐饮等。

（4）形成健康的消费方式：以健康理念和健康知识引导消费，形成健康、安全、和谐的消费风气，消费方式的健康，包括形成对健康产品偏好的消费习惯和行为，形成对垃圾循环利用等类似的消费副产品处置的健康行为等。

（5）塑造社会健康文化：全社会形成珍视健康的文化氛围。全面认识健康的重要性，将提高健康水平和生命质量作为社会发展的终极目标，树立以健康为导向的发展观。个体将主动维护健康、投资于健康成为个人生活理念，政府成为公众健康的倡导者和守护者，通过采取广泛而高效的公共政策，为健康的生活方式传播理念、培育环境。

3. 发展健康经济是促进中国经济转型升级的关键之计 当前我国经济社会发展正面临前所未有的挑战。改革开放40多年来，我国依托人口红利和廉价要素优势，积极融入全球化，创造了"中国奇迹"。然而伴随经济高速发展的同时，各种"弊病"逐步凸显，表现在资源粗放利用问题突出，环境污染破坏比比皆是，食品安全问题频发，经济发展步入"疾病状态"。这些"弊病"归根结底在于经济发展模式的"不健康"。我国迫切需要转变经济发展思路，用一种新的经济发展模式来引领整个经济社会发展的健康化。

健康经济正是适应这种要求的一种新型发展模式，成为我国新时期转变经济发展方式的重要选择。党的十八届三中全会提出全面改革的总体部署中，把经济改革作为全面深化改革的重点，将健康作为经济发展的核心目标，提出"健康优先"的发展战略，即"坚持在发展理念中充分体现健康优先，在经济社会发展规划中要突出健康的目标，在公共政策的制定实施中要向健康倾斜，在财政投入上要着力保障健康需求。"

（二）产业视角下的健康经济

1. 健康经济的定义与内涵 产业视角下的健康经济（health industry），主要指健康相关产业，是围绕生产和提供健康产品和健康服务而形成的产业集群。具体是指以健康生态环境为基础，以健康产品制造业为支撑，以健康服务业为核心，通过产业融合发展，满足社会健康需求的全产业链活动。

2. 健康产业的范围与分类 产业分类与核算体系是客观反映产业发展状况、制定相关政策及加强宏观管理的基础。

目前，国内还没有较为清晰、公认的健康产业口径与范围。有研究者认为，健康产业是指以医疗卫生与生物技术、生命科学为基础，提供以维护、改善和促进健康为直接或最终用途的各种产品、服务的行业与部门的集合。主要包括：以保健食品和中药材种植养殖为主体的健康农、林、牧、渔业；以医药和医疗器械等生产制造为主体的健康相关产品制造业；以医疗卫生和健康管理与促进服务为主体的健康服务业。

具体而言，依据概念内涵的逐步拓展，依次有医疗卫生服务业、健康服务业和健康产业等概念。

（1）医疗卫生服务业：医疗卫生服务业是指以医疗卫生知识和技术为基础，以维护与促进人类身体健康状况或预防健康状况恶化为主要目的，直接服务于人民健康的活动的集合。包括治疗服务、康复服务、长期护理服务、辅助性服务、药品及医疗用品零售、预防服务、卫生行政和筹资管理。

（2）健康服务业：2014 年国家统计局发布的《健康服务业分类（试行）》，将健康服务业定义为"以维护和促进人类身心健康为目标的各种服务活动"，并在《国民经济行业分类》（GB/T 4754—2017）基础上，将健康服务业划分为医疗卫生服务、健康管理与促进服务、健康保险和保障服务以及其他与健康相关的服务。按照服务性质，健康服务业可以分为医疗卫生服务业和健康相关服务行业两大类。前者与上述内涵一致，而健康相关服务业则包括体育健身服务，营养及体育运动咨询服务，医学研发、知识产权服务，健康相关知识和技能教育培训服务，健康出版服务等。

（3）健康产业：健康产业是从产业体系的角度出发，将与健康紧密联系的服务及相关制造等产业包含在内的产业体系，是在健康服务业的基础上，将健康服务的支撑性产业都涵盖在内，包括如中草药种植养殖等第一产业，药品、医疗器械和保健器具等健康产品生产制造等第二产业。

还有研究者认为，健康相关产业包括"核心健康产业"和"大健康产业"。前者直接以健康服务产出为目的，包含医疗卫生业、健康管理服务业、药品器械业、健康保险业等，这些行业属于传统意义上的健康事业；后者则是指那些不以健康为直接目的，但是融入健康元素、能够创造健康价值的产业，例如健康农业、健康食品业、健康用品业、体育健身业、健康旅游业、健康传媒业等大健康产业。

3. 大健康产业的"大"，体现在它是一个产业发展的集合概念　从供给角度，健康相关产业横跨从健康产品生产到健康服务供给的完整服务链，广泛分布在三次产业，以第三产业为主。第一产业中涵盖有机农业和中草药种植业等产业；第二产业中涵盖健康食品加工制造业、医药制造业、健康装备器材制造业等产业；第三产业中涵盖医疗卫生服务业、健康产品批发零售业、公共设施管理业、健康管理业、健康金融服务业、医养结合养生服务业和生态休闲旅游业等。2016 年我国健康相关产业规模达到 72 585 亿元，第一产业、第二产业和第三产业的规模占比分别为 0.6%、12.4% 和 87.0%。

4. 大健康产业的"新"，体现在它是一种新型的经济发展模式　大健康产业以健康知识和技术为基础，在信息经济、创新经济、循环经济、绿色经济基础之上形成一种新型经济发展模式，发展新兴健康产业，创新健康服务的模式，拓展健康产业的范围，满足民众健康的新需求。在"互联网+"时代背景下，大健康产业将吸收互联网、大数据、移动互联等现代信息管理技术，快速发展为新技术革命驱动下的新产业、新业态、新模式。具体包括技术含量高的生物医药、医用耗材、医疗设备等战略性新兴产业，保健用品、健康营养食品、健身用品等智能化健康产品产业，健康管理、家庭健康护理与照顾、休闲健身、健康文化创意等以改善健康为目的的中高端健康服务业。

5. 大力发展健康产业促进经济社会全面发展的理论基础　1986 年 WHO《渥太华宪章》指出，"良好的健康是社会、经济和个人发展的主要资源，是生活质量的一个重要方面。"疾病会对个人、家庭、社会产生持续和广泛的影响。具体体现在以下四个方面：

（1）疾病造成患者个体的直接损失：表现在四个方面，一是花费的医疗费用，如果疾病治疗费用迫使家庭付出大量资源，以致因病致穷、因病致贫，则会影响到整个家庭成员的工作状态、生活状况和教育投资；二是疾病造成工作时间减少和工作效率下降，从而使得个人收入下降；三是疾病造成寿命下降，英年早逝使得工作年限缩短，收入下降；四是疾病带来心理痛苦和烦恼，使得个体生活质量下降。

（2）疾病对患者个体整个生命过程的影响：生命早期的非致命性疾病，可能对患者个人整个生命过程产生不良影响。婴儿和胎儿时期的疾病可以伴有终生不良后果，而且，儿童不良健康状态除了直接影响认知能力，还因为缺课、听课注意力不集中和辍学等，影响到学校教育，从而减少了教育对个体经济收入的受益程度。

（3）疾病的跨代影响：患者个体患病对家庭其他成员造成影响，儿童尤其成为疾病跨代影响的敏感人群。成年病患者可能会对儿童照顾不周和培育不足、家庭收入减少、儿童被迫辍学以帮助支持家庭等，从而对儿童的健康和教育造成不良影响。儿童患病也会对家庭造成影响，父母因照顾病患儿而请假缺勤，影响工作效率和家庭收入；儿童高死亡率带来贫困夫妇的高生殖率以及由此产生的家庭的人均收入减少和对更多孩子的照顾抚育不足。

（4）疾病对社会的影响：疾病对社会经济造成的影响程度超过了上面所说的个人和家庭蒙受的损失。企业劳动力中的高发病率造成人员变动和缺勤，导致企业盈利下降。疾病特别是传染病可能波及某个地区的所有人，影响企业运转、外来投资和旅游。我国 2003 年 SARS 暴发流行所带来的经济发展的负面影响就是一个惨痛的例子。

美国经济学家 Fisher 早在 1909 年就指出："健康是国家的财富，增加健康方面的投入能减少疾病损失，并有利于经济的增长。"健康主要通过健康人力资本这一作用途径对经济发展发挥重要促进作用，其影响机制主要有四个。第一，健康的人工作时间更长，在体力、脑力和认知能力上更加充沛强壮，工作质量更高，这直接提高了个人和家庭的劳动生产力，体现了健康人力资本的倍加效应；第二，健康的人寿命更长，工作年限更长，也更有动力对其教育进行投资，而教育又很大程度地提高了个人的劳动生产力和收入水平，体现了劳动力的可持续发展；第三，期望寿命延长促进了个人在生产劳动阶段储蓄增加，从而为经济投资储备更多的货币资本，后者进一步促进社会收入和经济增长，更健康的劳动力同时也吸引了更多的外国投资；第四，更健康意味着死亡率更低，家庭大量生育的必要性大大下降，使得人口增长率下降和平均年龄提高，这种变化带来的人口结构变化，提高了工作年龄人口占比，而后者是人均收入和经济增长的重要因素。

WHO 研究表明，卫生投资会带来高达 6 倍的回报，期望寿命每增长 10%，经济年增长率就会提高 0.3 到 0.4 个百分点。美国哈佛大学一项关于亚洲经济发展奇迹的研究发现，经济增长之中 30%～40% 归因于本地区人民健康水平的改善。

6. 健康产业和健康服务业是中国未来的经济支柱产业 目前，在美国、日本、德国等发达国家，健康产业已成为国民经济的重要支柱产业。以美国为例，2011 年仅在医疗卫生相关健康领域的投入就达到 2.7 万亿美元，占其 GDP 的 1/6，医疗保健产业已成为美国较大的一个产业部门之一。健康产业就业的人员超过 1 600 万人，占美国总就业人口的 10% 以上。

我国健康产业尚处于初步发展和有待开发的初级阶段。据测算，我国大健康产业规模 2016 年为 7 万多亿元，占 GDP 的比重不到 10%，在就业规模上，2012 年大健康产业拉动就业 12 124.2 万人，占比 15.6%。但有研究显示，我国的人力资本对经济增长的贡献率约为 35%，在发达国家是 75%。投资健康，培育健康人力资本，在我国还有很大的提升空间。

李克强总理多次在会议上提出，要把健康产业和健康服务业发展为经济支柱产业、作为经济增长新动能的很重要的一个方面。大力发展健康经济，满足人民群众日益增长的多元化、多层次健康需求，达到加速释放消费需求，创造就业，促进产业结构调整，拉动经济增长，促进经济发展方式转变，实现经济增长提质增效的经济发展目的。

（三）经济学学科视角下的健康经济

从英文字面上可翻译为健康经济或卫生经济。此时的卫生经济为狭义上的健康经济，是经济学学科视角下的健康经济（health economics）。

1. 卫生经济学的定义与研究范围 卫生经济学是应用经济学原理和方法，阐明及解决卫生及卫生服务中出现的现象及问题的一门学科，其目的是以最合理有效的方式分配和利用有限的卫生资源。

卫生经济学主要研究范畴包括四方面，一是在经济资源一定的条件下，应当生产多少数量医疗卫生产品和服务、生产多少数量非医疗卫生产品和服务。增加健康相关产品和服务的生产，就意味着要减少非健康产品和服务的生产，反之亦然。这是宏观经济的配置效率问题。二是在卫生资源既定的条件下，应当生产和提供多少数量的各类医疗卫生产品和服务。增加某类医疗卫生产品和服务的生产,就意味着要减少其他类的产品和服务,例如增加提供疾病治疗服务数量,就要减少提供预防保健服务数量,反之亦然。这是健康领域的配置效率问题。三是如何生产和提供上述各类医疗卫生产品和服务。在卫生资源既定的情况下,通过资本、劳动等要素的最佳组合,以生产最大数量的医疗卫生产品和服务;或者在既定医疗卫生产品和服务数量的目标下,通过资本、劳动等要素的最佳组合,以最低的成本耗费来实现。这就是健康领域的生产效率问题。四是谁应当获得上述各类医疗卫生产品和服务,这是健康领域的公平性问题。

2. 卫生经济的特殊性   卫生服务领域由于以下一些特征而使卫生经济具有特殊性。

(1)个体疾病风险的不确定性:疾病治疗和医疗服务成本昂贵,个体一旦发生疾病,将蒙受巨大的经济负担,同时,个体因出现疾病风险的概率具有不确定性,无法预知疾病风险并为疾病治疗储备资金。但人群的疾病发生概率则较为确切,可以对人群疾病发生和医疗服务进行预测。因此,出现了医疗保险。

(2)第三方付费:一般性产品和服务的交易中,仅存在生产者和消费者,双方"一手交钱,一手交货"。由于医疗服务的高风险和居民健康权的存在,在医疗服务交易中,常常存在第三方付费,即病人利用(消费)医疗服务后,病人本人没有当场付费,而是由政府或医疗保险基金方支付费用。医疗保险的本质,是将个体在疾病发生时承担的昂贵费用风险,分散到个体平时健康状态(纵向分摊)和分散到其他健康个体(横向分摊)。保险的存在,改变了卫生服务需方与供方的激励约束机制,出现了供需双方的道德风险。

目前,在世界各国,社会医疗保险已经逐渐成为筹集卫生经费的一种最主要形式,也成为保障社会稳定,实现健康公平正义的重要制度安排。社会医疗保险在卫生服务体系中的作用日趋重要,功能角色日趋多元化。

(3)信息不对称:医疗卫生领域主要有两类信息不对称,一是医疗服务提供者(生产者)与病患者之间(消费者)的信息不对称,二是医疗保险筹资方和参保人之间的信息不对称,都违背了传统经济学的充分信息假定。前者导致医疗服务市场中的生产行为和消费行为具有特殊性,后者导致医疗保险的逆向选择问题。

(4)外部性:医疗服务具有正的外部性,其服务提供不仅对患者本人带来直接的疾病防治效益,也保护了疾病对周围人群的影响,例如传染病的防治,同时也体现社会的公正性。因此,医疗服务领域单纯依靠市场机制运行,难以实现社会健康福利最大化。在世界各国,政府在医疗服务领域都发挥着主导性作用。

(5)政府干预:政府的主导性作用,体现为以下三方面,一是卫生筹资者的角色,例如,政府建立国家健康服务体系,如英国国家健康服务体系(the National Health Service,NHS),或组织社会健康保险计划,美国 Medicare 和 Medicaid 保险计划,以及我国的社会医疗保险体系;二是服务提供者的角色,例如,举办公立医疗卫生机构,直接为人们提供医疗服务,或者以各种政府补贴形式促进对弱势人群的保护等;三是政府制定有效限制竞争的管制措施,如卫生服务提供者的准入资质、医疗行为规范、专利保护等,并承担起医疗卫生行业的监管者角色。

3. 健康干预项目的经济学评估方法   由于卫生资源的稀缺性,需要对健康干预项目进行评价,比较各种资源配置方案的价值,以帮助决策部门提高资源利用和配置效率。卫生经济学评价理论和工具应运而生。

投入和产出是卫生经济学评价中的重要概念。投入指卫生服务中投入的人力、物力和资金,表现为成本,主要以货币形式表达。产出包括效果、效益和效能这三类。效果(effectiveness)指满足人们需要的属性,多指因疾病防治而带来的医疗卫生结果指标的变化,如发病率、死亡率降低,治愈率、好转率提高,人群期望寿命延长等。效益(benefit)是用货币值表示药物治疗或者干预的效果。效益的概念包括了医疗成本的节约、干预过程和健康状态改进的所具有货币价值等。效用(utility)指人们通过医疗卫生服务和药物治疗后对健康状况改善和提高的满意程度。

效用更多地从患者出发,评价患者的干预获得的综合结局的满意程度。常用的效用指标有质量调整生命年(quality-adjusted life years,QALYs)或伤残调节生命年(disability adjusted life years,DALYs),这两个指标综合考量了生命数量和生命质量。

将成本与产出指标结合形成相对指标,就可以对不同的干预措施(例如,不同药物,治疗手段,健康管理项目,健康管理工具等)进行比较和评价。主要有三类评价指标:成本效果分析(cost-effectiveness analysis,CEA)、成本效益分析(cost-benefit analysis,CBA)、成本效用分析(cost-utility analysis,CUA)。

二、健康经济在健康管理的应用

卫生经济学评价在健康管理方面有着丰富的运用。慢性病的流行带来的健康危害和沉重的疾病负担是世界各国面临的重要公共卫生问题,将有限的卫生资源在慢性病防控决策中有效地配置显得尤为重要。健康经济学在改善卫生资源的合理配置、选择重点优先干预的疾病,以及对现有的慢性病防控政策的效果评价等方面可提供重要的分析框架和技术支持,对有效应对慢性病的流行,改善公众健康具有重要意义。下面,以章前案例中××市开展的糖尿病"三师两网"模式的卫生经济学评价为例,表述干预项目的卫生经济学评价结果。

××市从 2012 年开始,以高血压和糖尿病两个慢病病种为试点,探索"专科医师＋全科医师＋健康管理师"的慢性病"三师两网"管理模式。该服务模式中,由社区全科医师和健康管理师组成管理小组,在专科医师指导下,对慢性病患者进行日常全方位、多角度、全程的共同管理,实现了"预防＋治疗＋管理"的有机结合,体现以患者为中心的理念。一项对该模式的卫生经济学评价研究表明,实施 1 年后,干预组(三师两网模式)与对照组(社区常规慢病管理模式)相比,HbA1c(糖化血红蛋白)和餐后 2h 血糖控制达标率、糖尿病知识和自我管理达标率明显提高。干预组人均疾病经济负担为 5 569 元/年,比对照组少 1 412 元/年;HbA1c 控制率每提高 1%,成本为 15 元/人年,餐后 2h 血糖控制率每增加 1%,成本为 37 元/人年;糖尿病知识和自我管理达标率每增加 1%,成本分别为 40 元/人年和 47 元/人年;增量成本效益比约为 2.9。卫生经济学评价结果表明,与社区常规慢病管理相比,糖尿病"三师两网"模式虽然增加了成本投入,但取得的防治效果所带来的效益,则远高于成本,具有较好的成本效果和成本效益。同时,该研究结果也为××市制定医保支付方案提供了参考依据。

第二节 健 康 政 策

一、健康政策概论

(一)健康政策的基本概念

1. **政策** 政策(policy)是为达到一定目的,各种组织(包括国际组织、国家、政党、部门、社会团体等)在特定时期用以规范或指导人们行动的一系列法律、法规、规章、规划、决定、意见等的总称。广义上的政策涵盖了各类法律法规和制度决定,狭义的政策侧重于规划、方案、计划。

2. **公共政策** 公共政策(public policy)指公共权力机关经由政治过程所选择和制定的,为解决公共问题、达成公共目标、实现公共利益的政策。是政府等公共组织管理社会公共事务的指导准则,其作用是规范和指导有关机构、团体或个人的行为。一般来讲,当主体为国家、政府、公共权力机关时,所制定的政策多为公共政策。公共问题、公共目标和公共利益是公共政策的三大要素。

3. **健康政策与卫生政策** 健康政策(health policy)是国民健康利益的体现。世界卫生组织认为,健康政策是各种社会机构尤其是政府针对人们的健康需求、可用的健康资源及其他政治压力而发表的正式声明或制订的程序,用以规定行动的轻重缓急和行动参数。英国社会政策学者 Blakemore 认为,可以从狭义和广义两方面来定义健康政策,广义的健康政策不仅包括针对医疗、保健中出现的实际问题作为解决对象的政策,还包括以健康的社会决定因素、健康公平、健康的社会环境特征为关注点的政策;狭义的健康政策指为了改善本国国民的健康所制定的卫生服务政策,主要涉及公共卫生或医疗服务方面,可以说,狭义的健康政策就是卫生政策。

我国学者结合中国实际,将健康政策定义为政府或其他机构为了实现人人享有基本医疗卫生服务的战略目标,提高全民健康水平而制定的决定、计划和行动。卫生政策是指政策制定者为解决特定的卫生问题,实现一定的卫生工作目标而制定的各种法令、法规、规章、规划、计划、制度等的总称。卫生政策是各层次的卫生相关部门,用以引导卫生事业发展方向,调节卫生资源配置,协调各相关群体利益、矛盾等,以最终改善健康状况、维护社会稳定、推动社会发展的手段或途径。

为提升本国民众的健康水平,各国都制定出符合本国国情和社会经济发展的健康政策。例如,习近平总书记在党的十九大报告中提出的“健康中国”战略,就属于健康政策。我国在国民经济和社会发展第十二个五年规划纲要提出的建立“医疗联合体”即为卫生政策,目的是推动形成分级诊疗格局,破解无序就医乱象。

（二）政策的基本要素

基本要素是构成政策必不可少的因素,是对政策的具体化,一个政策应具备以下五大基本要素。

1. **政策主体**　政策主体（policy subject）是指参与或影响政策的制定执行过程的人或者组织,它主要解决谁来制定、实施、监督和评估政策的问题,在政策运行过程中起主导作用。根据政策主体的组成,可以划分成个人主体、集团主体和社会主体。根据政策主体在政策活动中的职能可分为制定主体、执行主体、评估主体和监督主体。

2. **政策客体**　政策客体（policy object）包括事和人两种类型。事是指社会问题,是一种客观的存在和被人们感知、察觉到的状况,这种状况是由于价值、规范和利益冲突引发,并需要加以解决的。政策客体中的人是指政策的目标群体,即受到政策规范和制约的社会成员。

3. **政策内容**　政策内容（policy contents）是指政策内部系统,包括政策目标、政策原则、政策的适用范围、政策方法、政策措施、手段和办法、激励与控制、政策评价等。政策内容是执行实施政策的依据,应当具有明确性、综合性和具体性的特点。

4. **政策形式**　政策形式（policy form）是指政策内部各种要素的总和及不同表现方式的综合,是政策存在和发展的外部表现方式。常见的政策表现形式有法律、法规、规章、规划、计划、方案、决定、意见等。

5. **政策价值**　政策价值（policy value）主要是指政策的效果。政策价值分为正价值、零价值和负价值。其中,政策的正价值表现为符合政策主体愿望和要求的好的效益。政策的负价值是政策运行过程中带来的消极价值或意料不到的价值,表现为政策负效益。政策的零价值是指在政策实施后没有任何功能和效益。

政策的价值还可以划分为自身价值和创造价值。自身价值是政策自身的可行性、可靠性和有用性的内在价值或潜在价值,创造价值是政策运行过程中或者这个过程结束之后所带来的外在价值或再生价值,任何政策都是内在价值和外在价值的统一。政策价值是政策基本要素的核心,追求较高的正价值是政策制定者、研究者的共同目标。

以新型农村合作医疗(简称“新农合”)为例,分析新农合政策的基本要素。新农合是指由政府组织、引导、支持,农民自愿参加,个人、集体和政府多方筹资,以大病统筹为主的农民医疗互助共济制度。其采取个人缴费、集体扶持和政府资助的方式筹集资金。新农合政策的政策主体:我国各级政府;政策客体:农村户籍农民;政策内容中的政策目标:保障农民获得基本卫生服务,缓解农民因病致贫、因病返贫、统筹城乡发展、实现全面建成小康社会目标;政策原则:自愿参加、多方筹资、以收定支、保障适度、先行试点、逐步推广;政策措施:明确扩大试点的目标和要求,加大中央和地方财政的支持力度,完善合作医疗资金筹集和监管机制,科学合理制定和调整农民医疗费用补偿方案,加强合作医疗管理能力建设、农村医疗服务监管、农村药品监督和供应网络建设,加快推进农村卫生服务体系建设,加强农村基层医疗卫生队伍建设,加强对新型农村合作医疗的组织领导;政策评价:农民参合率是否保持基本稳定、农民缴费管理是否规范、各级财政补助是否按规定到位、基金管理和运行是否规范、基金使用是否合理、经办机构是否健全、医疗服务费用是否有效控制、农民医疗负担是否有所减轻等;政策形式:主要为各种政府规划、计划、方案以及意见等,如《中共中央、国务院关于进一步加强农村卫生工作的决定》《关于加快推进新型农村合作医疗试点工作的通知》;政策价值:新农合实现了高参合率和高受益率,有效缓解了"看病难,看病贵"问题,显著提高了农民健康水平,逐步实现了由县级统筹到省级统筹的过渡,并实现跨区域结算,但也出现了农村医疗卫生费用迅速增长和"大医院人满为患,小诊所无人问津"的不均衡就医问题。

（三）政策的特征

1. **应用性** 政策既在实践中产生又在实践中得到应用与发展,政策的应用性是政策价值的体现,也是政策的意义所在。政策的应用性体现在:应用决定了它的存在;政策的制定需要理论和实践的共同支撑;政策用于指导社会实践,反过来也要接受社会实践的检验。

2. **周期性** 任何一项政策都有其周期性。一项政策可能在规定的周期目标达成后自然终结,可能随政策环境的变化而调整,也可能经实践验证不合理、无价值甚至负效应而被终止。一项高价值的政策,可能由于能改善或推动社会发展,而被以法律的形式固定下来。

3. **价值取向性** 政策的价值一般是政策制定者赋予,并通过政策功能的发挥来实现。赋予政策哪种价值主要取决于政策制定者的选择意愿。如公共政策的本质在于政府通过对各利益群体间利益的权衡,在减少主观差距和减少客观差距之间作出选择,进而解决公共问题。公共政策既可能直接调整社会利益关系,减少客观差距,也可能仅仅减少公众的主观差距,降低或转移公众的期望值,缓和公众的不满情绪。

4. **跨学科性** 政策要作用的是各种复杂的社会现象和各领域的公共事务,要保证政策的高价值性,在研究和制定过程中,多学科的吸收、交叉和融合是必需的。因此,政策除了遵循政策学本身的理论方法外,还必须吸收其他学科尤其是政治学、经济学、社会学、管理学、心理学、哲学、统计学和运筹学等学科的知识和方法。

以国家基本公共卫生服务为例,对健康政策的特征进一步理解。基本公共卫生服务是我国政府针对当前城乡居民存在的主要健康问题,以儿童、孕产妇、老年人、慢性疾病患者为重点人群,面向全体居民免费提供的最基本的公共卫生服务。应用性:体现在基本公共卫生服务的各个具体执行项目上,针对重点人群为儿童、孕产妇、老年人、慢性疾病患者,并根据实施效果对项目进行不断完善;周期性:从 2009 年提出到现在,基本公共卫生服务项目由 10 个到拓展到 14 个,经费补助由每人 15 元提高到 50 元;价值取向性:促进基本公共卫生服务逐步均等化;跨学科性:国家基本公共卫生服务这一政策的制定实施涉及社会学、医学、经济学等众多学科的交叉和融合。

二、健康政策制定程序的七大阶段

（一）健康政策制定程序的定义和基本框架

政策制定程序是指制定政策的一整套思路、步骤和方法。各步骤以及之间的逻辑关系构成了政策制定程序的基本框架(图 3-2)。政策制定程序由七个逻辑相连的步骤／阶段组成,每个步骤均包括不同的具体任务。每个步骤和任务依次承接,前者是后者的基础,后者是前者的发展,任何跳跃或颠倒将影响下一步骤任务的完成和质量。制定程序基本框架为政策制定者和研究者在政策制定过程中，提供了双方优势互补、互为支撑的思路、过程、步骤和方法。

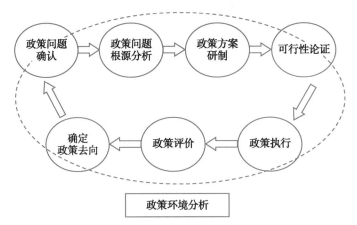

图 3-2　政策制定程序基本框架示意图

（二）健康政策制定程序的七大阶段及其任务

1. 政策问题确认　确认特定领域或范围内的焦点问题和关键问题，同时，促使关键问题成为政策问题。基本任务包括：明确特定领域的政策制定者和研究者双方的工作范畴，并进行背景分析；确定在该领域内究竟存在的社会问题，并精确界定各特定问题；将问题归类，梳理问题之间的关系，形成问题系统；确认社会问题的优先顺序，明确问题的轻重缓急、主次关系，明确关键问题和焦点问题；定性、定量地明确、论证关键问题，尤其是焦点问题的表现形式、涉及范围、严重程度和主要范围；分析关键问题尤其是焦点问题进入政策议程的必要性、可能性、可行途径和需要努力之处。

2. 政策问题根源分析　针对特定的政策问题，研究问题的根源和影响因素，并明确问题-危害-影响因素-根源间关系，即问题形成机制。基本任务为：定性推论特定政策问题的影响因素；总结、推论问题的根源和影响因素；总结特定问题的发生、发展和演变过程；定量模拟和论证政策问题的形成机制。

3. 政策方案研制　在明确了政策问题的根源、影响因素及其形成机制的基础上，分析推导解决政策问题的政策思路，明确政策目标，并就如何实现政策目标而设计出一系列政策方案的过程。基本任务包括：定性推导和定量研制"治本、治标、标本兼治"三类政策思路；依次将研制结果转化为特定政策方案的目标体系，并量化表达；根据政策目标，寻求实现目标的方法和措施；结合现实条件，设计和形成特定的政策方案。

4. 政策方案可行性论证　可行性论证是政策方案制定之后和政策方案实施之前的一个必要环节。其是指论证和评价特定政策方案的政治、经济、技术，以及社会文化的可行性，同时，比较分析方案的潜在效果、必要性和合理性等，择优选择和推荐现实中的最优方案。基本目标有：明确备选方案是否可行；判断政策方案在政治、经济、技术、社会文化等方面的约束条件；明确可行的备选方案中"何者为优"；修正和完善"最优"的可行方案；通过可行性论证，进一步促进政策制定者和研究者之间优势互补。

5. 政策执行　将观念形态的政策方案转化为现实形态政策的过程，将政策目标按照政策方案所规定的程度和范围实现。基本任务有：明确政策内涵，即"政策究竟是什么"；明确在特定政策执行过程中，存在哪些动力和阻力，来源、性质、大小如何判断；明确保持（增加）动力、减弱（消除）阻力的策略措施，进而制定政策实施计划；明确为政策执行配备所需要的资源是否落实到位，并进行资源配置；明确政策实施过程中的偏差行为，并采取必要的纠正措施。

6. **政策评价**　按照一定的价值标准,由具备专业资质的评价者作为主体,运用公认的科学研究方法,对政策结果、政策的发展变化,以及构成其发展变化的诸种因素等进行价值判断的过程,并以此作为确定政策去向的依据。主要任务包括:如何选择评价主体;特定政策是否需要进行政策评价;政策评价需要回答哪些问题,收集哪些信息;如何收集评价所需信息;如何保证评价资料信息反映政策实际效果;如何将评价资料信息表达为效果描述;如何依据效果描述作出评价结论。

7. **确定政策去向**　政策去向即依据政策评价结果确定政策的可能归宿。基本任务:建立政策去向的一般标准;明确政策评价的信息反馈思路和过程;如何判断确定特定政策去向的思路和过程。

三、健康政策的变化趋势

不同国家健康政策进程不一样,但无论在哪个国家,随着人类对健康认识不断提高,健康政策的地位不断提高,健康是人类普遍认为有价值去追求并实现的最终目标之一。

（一）发达国家健康政策的发展历程

发达国家健康政策主要经历了4个阶段。第一阶段:19世纪40年代,英国《公共卫生法案》开启了国家干预国民健康的历史,国家为居民提供营养计划和基本卫生设施。第二阶段:20世纪50—70年代,西方发达国家陆续建立了具有福利性质的医疗卫生体制。基本医疗服务作为一种准公共产品,近乎免费向国民提供。第三阶段:20世纪80年代,陆续出台健康促进政策,希望通过改变个人生活习惯、加强健康教育等方式促进国民健康。第四阶段:21世纪,将健康融入所有政策,通过部门之间的协作解决健康问题,医疗卫生体制从分权走向整合。

（二）中国健康政策的发展历程

中国健康政策历程经历了4个阶段。第一阶段:1949—1986年,我国建立了大卫生理念健康政策。卫生工作的目标是使所有人都能逐渐地脱离开不安全不清洁的生活环境和生活状态,减少疾病发生和流行。这一健康政策完全契合了当时人们生活水平低下、极度缺医少药、急烈性传染病广泛流行的现状,成为WHO高度认可和推荐的初级卫生保健（primary health care）的典范。第二阶段:1986—2009年,1986年我国经济改革开放,人民生活水平逐步提高,对医疗服务的需求日益凸显,我国健康政策在实践中,逐渐演化为比较狭义的卫生政策。卫生政策从属于经济改革,卫生工作的目标逐渐模糊,卫生事业在经济社会发展中的地位有所下降,政府卫生投入比例大幅减少,卫生服务逐步转向为以市场化为主导。卫生事业工作部门化,卫生部门资源动员能力和协调能力受限,导致健康宏观效率下降,健康问题逐步成为影响政府公信力的主要问题,卫生政策的弊端在SARS疫情中集中暴发。第三阶段:2009—2016年,以2009年我国新医改为标志,卫生政策成为构建社会主义和谐社会的组成部分,成为保障民生的重要内容。医改被纳入深化改革的部署中,通过立法等手段提升公共卫生在国家治理体系的地位。第四阶段:2016年至今,以中共中央、国务院发布《"健康中国2030"规划纲要》为标志。首次在国家层面把"健康中国"上升为国家战略,明确提出"坚持中国特色卫生与健康发展道路""健康优先"战略。

健康政策的普遍变化趋势,体现了人类对健康的认识与实践的不断深入和系统化,其背后隐藏着丰富的健康治理理论。其中,健康问题的社会决定因素（social determinants of health）和寓健康于万策（health in all policies,HIAPs）是两个重要的健康治理理论。

四、健康政策在健康管理中的作用

健康政策是国民健康利益的体现,是对健康相关领域的某种价值的调整和资源分配。毫无疑问,健康政策决定了健康管理在国家和区域的经济发展和产业结构中的作用和地位,决定了健康管理在医疗卫生事业中的地位、可获得的资源支持诸方面。下面以健康城市建设政策为例,阐述健康政策对健康管理的价值。

世界卫生组织为了支持 1986 年第一届国际健康促进大会提出了《健康促进：渥太华宪章》，发出和倡导了建设"健康城市（healthy city）"这一全球性行动战略。2016 年 11 月，全球健康促进大会在上海召开，达成《健康城市上海共识》。我国于 1994 年由国家卫生部与 WHO 合作，选定北京市东城区和上海市嘉定区作为试点，开始探索健康城市建设工作。2016 年 11 月，国家卫生和计划生育委员会发布《全国爱卫办关于开展健康城市试点的通知》，标志着健康城市建设在我国全面推开。

健康城市，是指由健康人群、健康环境和健康社会有机结合的一个整体，通过不断地改善环境、扩大社区资源，使城市居民能够互相支持，以发挥最大潜能。健康城市的提出是对未来城市运行状态的美好设想和展望，其目的在于通过人们的共识，动员市民、政府和社会团体合作，提供有效的环境支持和健康服务，从而改善城市的人居环境和居民的健康状况。

为了更好地开展健康城市建设，引导各城市改进自然环境、社会环境和健康服务，全面普及健康生活方式，满足居民健康需求，实现城市建设与人的健康协调发展。全国爱卫办委托中国健康教育中心、复旦大学、中国社会科学院研究制定了全国健康城市评价指标体系（2018 版）。从评价指标体系看，健康城市建设包括了"健康环境""健康社会""健康服务""健康人群""健康文化"5 个建设领域和"空气质量""社会保障""精神卫生管理"等 20 个具体方面，着眼于我国城市发展中的主要健康问题及其影响因素。指标体系的构建中，强调健康城市建设应当秉持"大卫生、大健康"理念，实施"把健康融入所有政策"策略，坚持"共建共享"，发挥政府、部门、社会和个人的责任，共同应对城市化发展中的健康问题。同时强调预防为主，全方位全周期保障人群健康。健康城市建设致力于使人们拥有利于身心健康的生活环境，使群众能够享受高效的社会保障，营造健康文化氛围，努力提升人们的健康意识和健康素养，促使人们养成健康生活方式和行为。通过系统和综合的举措，全方位地达到维护和保障人群健康的目的。

（匡　莉）

 思考题

1. 简述健康产业是如何促进经济社会全面发展的？

2. 为什么要进行卫生经济学评价？常用的卫生经济学评价指标有哪些，它们之间有哪些区别和联系？

3. 阐述政策问题根源分析在政策制定程序中的地位和作用？

4. 你能从我国健康政策的变化趋势中得到什么启发？你认为我国目前的健康政策存在哪些问题和挑战？

第四章 | 医疗卫生事业管理

本章要点

1. **掌握** 卫生资源的概念及基本内容；医疗服务准入管理和医疗服务质量管理的基本概念。

2. **熟悉** 我国医疗卫生资源配置现状、医疗卫生服务利用现状、医药卫生支出及费用情况。

3. **了解** 我国基本医疗保障制度的改革及发展；全民基本医疗保障制度建设现状。

章前案例

改革开放四十周年——医疗卫生事业发展大变化

改革开放以来，我国卫生与健康事业加快发展，医疗卫生服务体系不断完善，基本公共卫生服务均等化水平稳步提高，居民健康水平持续改善，居民主要健康指标总体上优于中高收入国家平均水平。2018年，我国人均预期寿命上升至77岁，孕产妇死亡率下降为18.3/10万，婴儿死亡率下降到6.1‰。国民对卫生资源更加丰富、健康扶贫工作更加细致、医疗保险覆盖更加全面的关注度最高。

1978年，中国进入改革开放新时代，工作重心转移到经济建设上来，卫生事业也迎来了新的发展机遇。1980年，农村合作医疗制度、农村三级医疗预防保健网、赤脚医生制度，被世界卫生组织誉为中国农村卫生工作的三大法宝。1985年，医改元年，国家卫生部决定停止使用"赤脚医生"这个名称，凡经过考试、考核已经达到医生水平的，成为乡村医生；达不到医生水平的，改称卫生员。1992年，深圳率先进行了职工医院制度改革，为我国医疗制度改革开了先河。1998年，全国建立覆盖全体城镇职工的社会统筹和个人账户相结合的基本医疗保险制度，标志着我国社会医疗保障体系建设的开始。2001年，我国印发《关于完善城镇医疗机构补偿机制落实补偿政策的若干意见》，提出坚持和完善医院药品收支两条线管理办法，逐步降低药占比，积极稳妥推进医院门诊药房改为药品零售企业的试点工作等一系列弱化药品收益对医院的补偿作用的措施。2002年，我国决定建立新型农村合作医疗制度。2009年，新医改方案正式公布，提出要把基本医疗卫生制度作为公共产品向全民提供，强化政府在基本医疗卫生制度中的责任。2017年，城镇居民医保和新农合医保合并，城市、农村参保人员公平享有同一医保制度。2018年，国务院组建国家卫生健康委员会、国家医疗保障局、国家市场监督管理总局、国家药品监督管理局。

第一节 医疗卫生事业发展现状

一、医疗卫生资源配置现状

（一）医疗卫生机构数

医疗卫生机构主要包括医院、基层医疗卫生机构、专业公共卫生机构和其他医疗卫生机构四类。我国医疗卫生机构总数由 1978 年的 169 732 个增至 2017 年 986 649 个，增长了约 4.81 倍，自 2009 年以来总数保持在 90 万以上。基层医疗卫生机构数从 2009 年新医改以来逐步增加，截至 2017 年，总数超过 93 万，专业公共卫生机构也从 1.1 万个快速增加至 2015 年约 3.2 万个，但近两年呈快速减少趋势，见表 4-1。

表 4-1　1978—2017 年医疗卫生机构总数及部分机构分布情况

年份/年	总计/个	医院/个			基层医疗卫生机构/个	专业公共卫生机构数/个
		综合医院	中医医院	专科医院		
1978	169 732	7 539	447	643		
1980	180 553	7 859	678	694		
1985	978 540	9 197	1 485	938		
1990	1 012 690	10 424	2 115	1 362		
1995	994 409	11 586	2 361	1 445		
2000	1 034 229	11 872	2 453	1 543	1 000 169	11 386
2005	882 206	12 982	2 620	2 682	849 488	11 177
2006	918 097	13 120	2 665	3 022	884 818	11 269
2007	912 263	13 372	2 720	3 282	878 686	11 528
2008	891 480	13 119	2 688	3 437	858 015	11 485
2009	916 571	13 364	2 728	3 716	882 153	11 665
2010	936 927	13 681	2 778	3 956	901 709	11 835
2011	954 389	14 328	2 831	4 238	918 003	11 926
2012	950 297	15 021	2 889	4 665	912 620	12 083
2013	974 398	15 887	3 015	5 127	915 368	31 155
2014	981 432	16 524	3 115	5 478	917 335	35 029
2015	983 528	17 430	3 267	6 023	920 770	31 927
2016	983 394	18 020	3 462	6 642	926 518	24 866
2017	986 649	18 921	3 695	7 220	933 024	19 896

资料来源：中华人民共和国国家卫生健康委员会，《中国卫生健康统计年鉴 2018》。

注：此表中卫生医疗机构"总计"为医院、基层医疗卫生机构、专业公共卫生机构、其他医疗卫生机构共四类的总数，因统计年鉴中无"其他医疗卫生机构"数据，故此表不予罗列。

（二）卫生人员数

截至 2017 年，我国卫生人员数为 1 174.90 万人，其中卫生技术人员为 898.82 万人（76.50%）。我国执业（助理）医师、执业医师、注册护士均呈现较大幅度增长，与 1978 年相比，执业医师增加了 3.64 倍，执业（助理）医师增加了 2.47 倍，注册护士与 1980 年相比增加了 7.17 倍（图 4-1）。

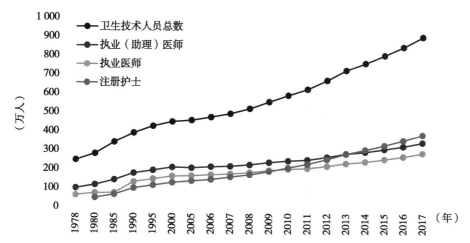

图 4-1 1978—2017 年卫生技术人员总数、执业（助理）医师、执业医师、注册护士增长趋势
资料来源：中华人民共和国国家卫生健康委员会，《中国卫生健康统计年鉴 2018》

（三）床位数

截至 2017 年，我国医疗卫生机构床位总数 794 万张，其中医院床位数 612.1 万张（占 77.09%），基层医疗卫生机构 152.9 万张（占 19.26%），专业公共卫生机构 26.3 万张（3.31%）。与 2000 年相比，基层医疗机构床位增加了 76.2 万张，增长约 1 倍，专业公共卫生机构床位增加了 14.4 万张，增长 1.21 倍。

（四）卫生总费用

1978—2017 年，我国的卫生总费用从 110.21 亿元增长到 52 598.28 亿元，增长了 476.26 倍；人均卫生费用从 11.5 元增长到 3 783.8 元，占 GDP 百分比由 3.02% 增长到 6.36%。政府、社会、个人卫生支出均呈现不同程度的上涨趋势。与 1978 年相比，2017 年，政府卫生支出为 15 205.87 亿元，增长了 428.06 倍；社会卫生支出为 22 258.81 亿元，增长了 425.01 倍；个人卫生支出为 15 133.60 亿元，增长了 671.01 倍（图 4-2）。

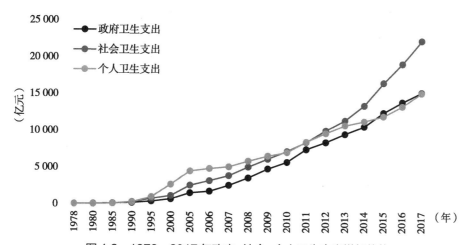

图 4-2 1978—2017 年政府、社会、个人卫生支出增长趋势
资料来源：中华人民共和国国家卫生健康委员会，《中国卫生健康统计年鉴 2018》

在 1978—2017 年的卫生总费用构成比中，政府卫生支出、社会卫生支出、个人卫生支出的比例变化（图 4-3）。

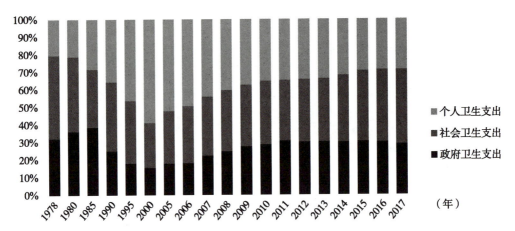

图 4-3 1978—2017 年卫生总费用构成
资料来源：中华人民共和国国家卫生健康委员会，《中国卫生健康统计年鉴 2018》

二、医疗卫生服务利用现状

（一）门诊服务利用情况

2000—2017 年我国医院的诊疗人次数均呈现上涨趋势。截至 2017 年，我国医院总诊疗人次达 34.39 亿人次，其中门急诊诊疗 33.63 亿人次，见表 4-2。2013 年我国第五次卫生服务调查结果显示，城乡居民就诊率为 13%，其中城市为 13.3%，农村为 12.8%，城乡居民两周就诊率差异明显缩小且日趋相近，与 1993 年第一次卫生服务调查结果相比，城市和农村居民两周就诊率均呈现下降趋势。

表4-2 2000—2017 年医院诊疗人次数

年份/年	诊疗人次/亿次	卫生健康部门	综合医院	中医医院	诊疗人次中：门急诊诊疗人次/亿次	卫生健康部门	综合医院	中医医院
2000	12.86	8.76	5.27	1.64	11.83	8.32	5.00	1.54
2001	12.50	8.74	5.18	1.64	11.74	8.39	4.96	1.57
2002	12.43	9.27	6.69	1.79	11.58	8.78	6.35	1.70
2003	12.13	9.05	6.69	1.85	11.50	8.72	6.44	1.78
2004	13.05	9.73	7.44	1.97	12.45	9.44	7.18	1.90
2005	13.87	10.34	8.12	2.06	13.36	10.13	7.86	1.99
2006	14.71	10.97	8.60	2.19	14.24	10.80	8.35	2.14
2007	16.38	13.00	9.55	2.29	15.82	12.63	9.30	2.21
2008	17.82	14.45	10.54	2.64	17.37	14.12	10.30	2.57
2009	19.22	15.53	11.27	2.87	18.75	15.19	11.02	2.81
2010	20.40	16.60	11.98	3.12	19.92	16.23	11.73	3.03
2011	22.59	18.34	13.28	3.43	22.11	17.99	13.03	3.36
2012	25.42	20.49	14.74	3.85	24.83	20.07	14.45	3.76
2013	27.42	22.12	15.87	4.15	26.79	21.66	15.56	4.04
2014	29.72	23.80	17.17	4.31	29.03	23.32	16.83	4.21
2015	30.84	24.52	17.64	4.42	30.17	24.04	17.30	4.31
2016	32.70	25.88	18.62	4.60	31.97	25.36	18.27	4.49
2017	34.39	27.35	19.74	4.79	33.63	26.83	19.39	4.67

资料来源：中华人民共和国国家卫生健康委员会，《中国卫生健康统计年鉴 2018》。

（二）住院服务利用情况

第五次国家卫生服务调查显示，我国居民住院率从 3.6% 上升到 9.0%，城市居民住院率由 5.0% 上升到 9.1%，农村居民住院率由 3.1% 上升到 9.0%，城乡居民的住院率差异逐渐缩小且接近。

（三）中医药服务利用情况

2010 年我国中医类的诊疗总量为 61 264.1 万人次，截至 2017 年达 101 885.4 万人次，增幅为 166.31%，其中中医类医院占主要比例，但是中医类诊疗量占总诊疗量的百分比一直保持在 15% 左右。

三、医药卫生支出及费用情况

（一）政府卫生支出

2000 年我国政府卫生支出 709.52 亿元，2017 年达 15 205.87 亿元，其中，医疗卫生服务支出、医疗保障支出、行政管理事务支出、人口与计划生育事务支出，均呈上升趋势（图4-4）。

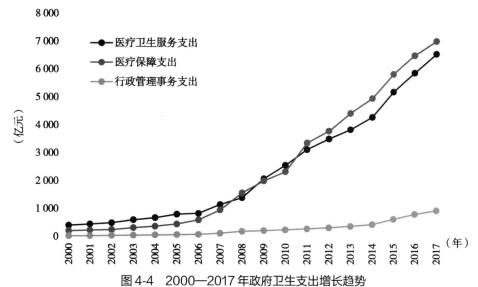

图4-4　2000—2017 年政府卫生支出增长趋势

资料来源：中华人民共和国国家卫生健康委员会，《中国卫生健康统计年鉴 2018》

2000—2017 年政府卫生支出占财政支出比重、占卫生总费用比重、占国内生产总值比重也均呈上涨趋势，见表4-3。

表4-3　2000—2017 年政府卫生支出

年份	政府卫生支出/亿元					占财政支出比重/%	占卫生总费用比重/%	占国内生产总值比重/%
	合计	医疗卫生服务支出	医疗保障支出	行政管理事务支出	人口与计划生育事务支出			
2000	709.52	407.21	211.00	26.81	64.50	4.47	15.47	0.71
2001	800.61	450.11	235.75	32.96	81.79	4.24	15.93	0.72
2002	908.51	497.41	251.66	44.69	114.75	4.12	15.69	0.75
2003	1 116.94	603.02	320.54	51.57	141.82	4.53	16.96	0.81
2004	1 293.58	679.72	371.60	60.90	181.36	4.54	17.04	0.80
2005	1 552.53	805.52	453.31	72.53	221.18	4.58	17.93	0.83
2006	1 778.86	834.82	602.53	84.59	256.92	4.40	18.07	0.81

续表

年份	政府卫生支出 / 亿元				占财政支出比重 /%	占卫生总费用比重 /%	占国内生产总值比重 /%
	合计	医疗卫生服务支出	医疗保障支出	行政管理事务支出	人口与计划生育事务支出			
2007	2 581.58	1 153.30	957.02	123.95	347.32	5.19	22.31	0.96
2008	3 593.94	1 397.23	1 577.10	194.32	425.29	5.74	24.73	1.12
2009	4 816.26	2 081.09	2 001.51	217.88	515.78	6.31	27.46	1.38
2010	5 732.49	2 565.60	2 331.12	247.83	587.94	6.38	28.69	1.39
2011	7 464.18	3 125.16	3 360.78	283.86	694.38	6.83	30.66	1.53
2012	8 431.98	3 506.70	3 789.14	323.29	812.85	6.69	29.99	1.56
2013	9 545.81	3 838.93	4 428.82	373.15	904.92	6.83	30.14	1.60
2014	10 579.23	4 288.70	4 958.53	436.95	895.05	6.97	29.96	1.64
2015	12 475.28	5 191.25	5 822.99	625.94	835.10	7.09	30.45	1.81
2016	13 910.31	5 867.38	6 497.20	804.31	741.42	7.41	30.01	1.87
2017	15 205.88	6 550.45	7 007.51	933.82	714.10	7.48	28.91	1.84

资料来源：中华人民共和国国家卫生健康委员会，《中国卫生健康统计年鉴2018》。

（二）病人医药费用

1. **医院病人医药费用**　2017年，医院次均门诊费用257.0元，人均住院费用8 890.7元，日均住院费用958.8元；2017年各级公立医院中，三级医院次均门诊费用上涨3.8%，人均住院费用上涨1.9%，较上年涨幅同比有所下降，低于公立医院病人费用涨幅，见表4-4。2017年，医院次均门诊药费109.7元，药占比42.7%，比上年下降2.8个百分点。医院人均住院药费2 764.9元，药占比31.1%，比上年下降3.5个百分点。

表4-4　各级医院病人门诊和住院费用

	医院		公立医院		三级医院		二级医院	
	2016	2017	2016	2017	2016	2017	2016	2017
次均门诊费用 / 元	**245.5**	**257.0**	**246.5**	**257.1**	**294.9**	**306.1**	**190.6**	**197.1**
上涨 %（当年价格）	5.0	4.7	4.8	4.3	3.9	3.8	3.5	3.4
上涨 %（可比价格）	2.9	3.0	2.7	2.7	1.9	2.2	1.5	1.8
人均住院费用 / 元	**8 604.7**	**8 890.7**	**9 229.7**	**9 563.2**	**12 847.8**	**13 086.7**	**5 569.9**	**5 799.1**
上涨 %（当年价格）	4.1	3.3	4.5	3.6	2.0	1.9	4.0	4.1
上涨 %（可比价格）	2.0	1.7	2.4	2.0	0.0	0.3	1.9	2.5
日均住院费用 / 元	**914.8**	**958.8**	**965.3**	**1 017.4**	**1 272.9**	**1 334.3**	**636.4**	**665.9**
上涨 %（当年价格）	6.1	4.8	6.9	5.4	5.7	4.8	5.1	4.6
上涨 %（可比价格）	4.1	3.2	4.8	3.7	3.6	3.2	3.1	3.0

资料来源：中国政府网，《2017年我国卫生健康事业发展统计公报》。

注：1. 绝对数按当年价格计算。

　　2. 次均门诊费用指门诊病人次均医药费用，人均住院费用指出院病人人均医药费用，日均住院费用指出院病人日均医药费用。

2. **基层医疗卫生机构病人医药费用** 2017 年, 社区卫生服务中心次均门诊费用 117.0 元, 人均住院费用 3 059.1 元; 2017 年, 乡镇卫生院次均门诊费用 66.5 元, 人均住院费用 1 717.1 元, 日均住院费用 272.0 元, 见表4-5。

2017 年, 社区卫生服务中心次均门诊药费 80.4 元, 药占比 68.7%, 比上年下降 0.9 个百分点; 人均住院药费 1 208.4 元, 药占比 39.5%, 比上年下降 2.3 个百分点。2017 年, 乡镇卫生院次均门诊药费 36.2 元, 药占比 54.4%, 比上年下降 0.4 个百分点; 人均住院药费 725.2 元, 药占比 42.2%, 比上年下降 1.8 个百分点。

表4-5 基层医疗机构病人门诊和住院费用

	社区卫生服务中心		乡镇卫生院	
	2016 年	**2017 年**	**2016 年**	**2017 年**
次均门诊费用 / 元	**107.2**	**117.0**	**63.0**	**66.5**
上涨 %（当年价格）	9.7	9.1	4.8	5.6
上涨 %（可比价格）	7.6	7.4	2.8	3.9
人均住院费用 / 元	**2 872.4**	**3 059.1**	**1 616.8**	**1 717.1**
上涨 %（当年价格）	4.0	6.5	8.7	6.2
上涨 %（可比价格）	2.0	4.8	6.6	4.5
日均住院费用 / 元	296.0	322.2	251.2	272.0
上涨 %（当年价格）	5.5	8.9	7.7	8.3
上涨 %（可比价格）	3.4	7.2	5.6	6.6

资料来源: 中国政府网,《2017 年我国卫生健康事业发展统计公报》。

注: 1. 绝对数按当年价格计算。

2. 2016 年居民消费价格指数为102.0。

（三）城乡居民医疗保健支出

1990—2017 年, 城镇居民人均年消费支出由 1 278.9 元上涨到 24 445.0 元, 增长了 18.11 倍; 人均医疗保健支出由 25.7 元上涨到 1 777.4 元, 增长了 68.16 倍; 医疗保健支出占消费性支出百分比由 2.0% 上涨到 7.3%。农村居民人均年消费支出 374.7 元上涨到 10 954.5 元, 增长了 28.24 倍; 人均医疗保健支出由 19.0 元上涨到 1 058.7 元, 增长了 54.72 倍; 医疗保健支出占消费性支出百分比 5.1% 上涨到 9.7%。

第二节 卫生资源管理

一、卫生资源基本概念

（一）卫生资源的概念

卫生资源（health resources）是提供卫生服务的基础条件。广义上的卫生资源是指人类开展卫生保健活动所使用的社会资源, 包括全社会的健康教育、卫生宣传、保健、康复及有利于人们身心健康的各种机构、设施和服务能力等; 而狭义上的卫生资源则是指提供医疗卫生服务所使用的投入要素总和, 包括卫生人力、物力及财力等有形资源和信息、技术、服务能力、政策法规等无形资源。

（二）卫生资源管理的概念及其基本内容

卫生资源管理（health resources management）是指根据国家政策法规和社会对不同层次医疗卫生服务的需求，对卫生资源进行合理地的规划、配置与调控，并对卫生资源的使用情况进行监督指导的管理活动。

卫生资源管理的范围十分广泛，其基本内容包括两大方面：

1. 卫生资源的合理配置。

2. 最大限度地提高卫生资源的使用效率，发挥最大卫生效能，使其达到最大社会效益和经济效益。

二、卫生人力资源管理

（一）卫生人力资源管理的概述

卫生人力资源（health human resources）是指在各类卫生机构中从事和提供卫生服务相关的一切人员，主要指各类卫生技术人员，也包括卫生行政管理人员及技能工勤人员。卫生人力资源管理是指对卫生人力的规模、结构、层次和布局进行管理，使卫生人力资源得以充分合理利用，使卫生人力的潜能得到更有效地发挥，达到效率最高，效益最大，人力投入要素的组合更趋合理。

（二）卫生人力资源规划

卫生人力资源规划（health human resources planning）是对未来卫生人力资源的需求量、供给量和供需关系，以及卫生人力的数量、知识和技能类型进行预测，制订卫生人力规划的过程。卫生人力规划具体可以分为以下几个步骤：

1. 卫生人力规划准备。

2. 了解卫生人力及卫生服务现状。

3. 预测卫生人力需求量。

4. 估计卫生人力供给量。

5. 估计供需差距与确定规划目标。

6. 分析规划目标的可行性。

7. 制订详细的卫生人力发展规划。

8. 制订规划实施计划。

9. 执行和监督实施计划。

10. 评价和修订计划与规划。

（三）卫生人力开发与培训

卫生人力开发（development of health human resource）是以未来发展为导向，建构卫生人员的知识、技能和能力，使之能够胜任卫生服务要求，提升卫生服务系统整体绩效的活动。卫生人力开发包括两项内容，一项是卫生人员教育，主要分为三个阶段，即院校医学教育、毕业后教育和继续医学教育；另一项是卫生人员在职开发，主要是国家针对重点人才的培养计划，例如卫生计生经济管理人才队伍建设工程、中医药传承与创新人才工程等。

卫生人力培训（in-service training of health human resources）是指卫生组织根据整体规划，有计划地实施帮助医务人员有效提高能力、更新知识和培养职业精神的活动。它通过有组织的知识传递、技能传递和信念传递，改进医务人员知识、技能和态度，使其不断适应工作岗位的要求，是一种有目标、有步骤的学习。

（四）卫生人力的使用

卫生人力使用（use of health human resources）是对卫生人力资源管理最复杂和影响最大的阶段。政府对卫生人力资源的使用管理，主要反映在建立准入制度、设定配置标准、建立激励机制、完善考核制度及促进人才流动等方面,并促进卫生人力资源职业化、管理的法制化和评价的社会化,以适应经济社会发展对各类卫生人才的要求。卫生人力资源管理过程中政府承担重要职能,见表4-6。

表4-6　卫生人力使用中政府职能

主要职能	职能范围	具体内容
卫生人力配备	确定配置标准	公益性医疗机构的编制内外人员管理
	制定准入标准	准入对象
		准入条件和准入方式:临床医师准入制度、护士准入制度、医技科室技术人员准入制度、医技科室技术人员准入制度、其他工作人员准入制度
		再认证制度
	推行聘用制度和岗位管理制度	按需设岗、公开招聘、竞争上岗、合同管理
卫生人力激励政策	建立卫生技术人员职称晋升制度	评技术职称
	不断完善卫生人力收入分配制度	岗位绩效、特殊津贴等
	特别岗位的卫生人才吸引政策	紧缺人才优先发展战略
	其他激励措施	假期、住房、教育、学习的机会等
卫生人员绩效考评	卫生人力测评与卫生人力绩效考核	品德、智力、体力、能力等考核评价
卫生人力流动管理	建立卫生人才市场体系	卫生行业人才中介、制定行业社会化服务标准等

三、卫生资金资源管理

（一）卫生资金管理概述

卫生资金管理(health found management)是指一个国家或地区围绕既定的政策目标,遵循卫生资金运动规律,采取一系列管理手段与方法,针对卫生资金筹集、分配和监管等各个环节所开展的具体管理活动。

卫生资金管理的目标是在卫生领域筹集足够的卫生资金,不断提升卫生服务的公平性,确保服务质量,满足人们的服务需求并提供经济风险保护,同时实现卫生资金的最佳使用效率。

（二）卫生资金筹集

卫生筹资(health financing)是卫生资金筹集的简称,包括卫生资金的筹集渠道、数量和结构等。从世界范围看,卫生筹资的主要方式有政府筹资、社会医疗保险、商业医疗保险、自费支付和社区筹资。通常使用卫生总费用、人均卫生费用以及卫生总费用占GDP的比重这三个指标评价一个国家和地区的卫生筹资水平。

（三）卫生资金分配

卫生资金分配(health found allocation)是指一个国家或地区为了提高卫生资金使用效率,通过优化卫生资金分配结构,选择适宜的卫生资金投入方式和支付方式,将从全社会筹集到的资金在各个区域、各级各类医疗卫生机构、各类医疗卫生服务、各类病人之间进行分配的过程。卫生资金分配应遵循下列原则:

1. 成本-效益原则。

2. 主要卫生问题优先原则。

3. 向预防保健和农村基层倾斜原则。

4. 与当地社会经济发展水平相适应的原则。

5. 供需方兼顾的分配原则。

（四）卫生资金监管

卫生资金监管（health found supervising）是指政府及相关部门对卫生系统资金运行进行事前、事中、事后全过程的监督、管理活动。目前研究较多的是对财政预算资金的监管，即财政支出监管。根据国家对卫生机构预算收支管理方式，卫生机构预算管理分为全额预算管理、差额预算管理和自收自支预算管理三种类型。在实践中，一般从时间上把每一个预算周期划分为四个阶段：即预算编制、预算审批、预算执行、决算。

四、卫生物力资源管理

（一）卫生物力资源管理概述

卫生物力资源管理（health material resource management）是指政府及卫生行政部门对卫生系统物力资源的管理和控制过程，具体包括对自然资源的开发、利用和物质资料的分配、流通、供应等。卫生物力资源管理的目的是按照自然规律和经济规律的要求，以卫生服务发展目标为出发点，研究卫生物力资源的运动规律，合理开发和利用物力资源，盘活资源存量，加快物资使用周转率，降低卫生服务成本，提高服务质量，满足人们的医疗卫生服务需求。

（二）卫生建筑规划管理

卫生建筑规划管理（health architectural planning）包括卫生建筑规划编制管理、卫生建筑规划审批管理和卫生建筑规划实施管理。卫生建筑规划编制管理主要是组织卫生建筑规划的编制，以满足区域内居民不同的医疗服务需求为出发点，征求并综合协调各方面的意见，规划成果的质量把关、申报和管理；卫生建筑规划审批管理主要是在对卫生机构功能定位分析基础上，实行分级审批制度；卫生建筑规划实施管理主要包括卫生建筑建设用地规划管理、卫生建筑建设工程规划管理和规划实施监督检查管理等。

（三）卫生设备管理

卫生设备管理（sanitation management）是指卫生组织管理者根据一定的程序、方法、原则，对卫生设备与物质在整个生命周期加以规划配置、指导协调、控制和监督，同时采用各种技术手段保证设备与物质安全，有效地为人民群众服务，达到良好的社会和经济效益。

卫生设备管理的主要内容包括两个方面，一是其物质运动规律形成的管理，包括卫生设备购置、安装、调试、使用、维修等方面的管理；二是其价值运动所形成的管理，包括卫生设备购置的资金来源、经费预算、财务管理和经济效益等方面的管理。

五、卫生信息资源管理

（一）卫生信息资源管理概述

卫生信息是卫生工作的基本构成要素和中介，是卫生工作中非常重要的资源。卫生信息资源管理（health information resources management）是指通过对卫生领域信息活动的各种相关因素进行科学的计划、组织、控制和协调，利用信息技术和卫生信息系统采集、整合、分析个人和公共卫生相关数据，为决策分析提供信息支持，实现卫生信息资源合理开发与有效利用。

（二）卫生信息资源管理的作用

卫生信息管理作为深化医药卫生体制改革，建设服务型政府，促进医疗卫生事业健康发展的重要手段。其主要作用有：

1. 为卫生政策制定提供依据。

2. 促进卫生规划实施和卫生资源的优化配置。

3. 促进医疗卫生业务流程优化和卫生管理方式变革。

4．提高医疗卫生服务质量，增加居民满意度。

5．促进医疗卫生科技事业发展。

（三）卫生信息资源管理的内容

卫生信息资源管理内容主要涉及以下方面：一是卫生信息政策法规；二是卫生信息资源规划，包括宏观层面和微观层面的卫生信息规划；三是卫生信息组织机构；四是卫生信息安全；五是卫生信息标准，包括外部信息必须遵循的标准、内部信息必须遵循标准、计算机网络和计算机信息系统标准；六是卫生信息服务。

第三节　医疗卫生服务管理

一、医疗服务准入管理

（一）医疗服务准入管理概述

行政许可与准入管理（access administration）是行政主体应行政相对方的申请，通过颁发许可证、执照的形式，依法赋予行政相对方从事某种活动的法律资格和实施某种行为的法律权利的行政行为。实行医疗服务准入管理的目的是保证医疗机构、人员和技术等的水平达到基本的标准和条件，能够提供安全有效的诊疗及其他卫生服务，满足保证医疗服务质量和医疗服务安全的需要，从而保障人民群众的生命健康权益。

（二）医疗机构准入管理

医疗机构是依据我国《医疗机构管理条例》和《医疗机构管理条例实施细则》的规定，经登记取得《医疗机构职业许可证》的机构；是以疾病治疗为主，同时具有预防、康复、健康咨询等多种功能相结合，保障人民健康的服务组织。医疗机构准入管理主要内容包括医疗机构的类别、医疗机构设置规划、医疗机构准入程序、医疗机构分级管理以及社会资本举办医疗机构等。

（三）医疗卫生技术人员准入管理

医疗卫生技术人员是指受过正规化、系统化医药卫生教育或培训，掌握医药卫生知识，经过相关资格考试并取得相应资质，并经注册后从事医疗、预防、保健、药剂、护理、医技、卫生技术管理等专业的专业技术人员。任何国家卫生行政主管部门对每一种卫生技术从业人员都从执业准入角度作出规定。目前我国对医师和护士的准入管理都有明确的规范。

（四）医疗技术准入管理

医疗技术指医疗机构及其医务人员以诊断和治疗疾病为目的，对疾病作出判断和消除疾病、缓解病情、减轻痛苦、改善功能、延长生命、帮助病人恢复健康而采取的诊断、治疗措施。医疗技术准入管理制度是指国家为促进医学科学发展和医疗技术进步，提高医疗质量，保证医疗安全，制定有一定强制性、规范性的医疗卫生技术评估、准入和技术应用的规章制度。具体指应用循证医学原理和方法，对医疗卫生技术的科学性、安全性、规范性、有效性、经济性和伦理适应性等方面进行系统评估，提出医疗技术应用、推广或淘汰的建议。

（五）大型医疗设备准入管理

大型医用设备是指列入国家卫生行政部门管理品目的医用设备，以及尚未列入管理品目、省级区域内首次配置的整套单价在500万元人民币以上的医用设备。大型医用设备管理品目分为甲、乙两类。资金投入量大、运行成本高、使用技术复杂、对卫生费用增长影响大的为甲类大型医用设备，由国务院卫生行政部门管理。管理品目中的其他大型医用设备为乙类大型医用设备，由省级卫生行政部门管理大型医用设备的管理实行配置规划和配置证制度。

（六）医疗机构药品准入管理

药品准入管理是指国家药品监督管理部门为保证药品质量、保证人体用药安全，根据国家的法律、法规和政策,对从事药品的研发、生产、销售、使用和广告宣传等工作的企业、医疗机构等相关部门进行审查,通过颁发许可证等形式,赋予或确认其从事药品相关工作的资格。医疗机构从事药品的销售、使用和制剂配制等工作,也需要严格执行药品准入管理方面的各项法律、法规和规章。

二、医疗服务质量管理

(一)医疗服务质量的概述

医疗服务质量(quality of medical service)是指医疗机构及其医务人员所提供的医疗服务与医疗服务利用者的需要和需求的符合程度。我国深化医药卫生体制改革的总体目标是为群众提供安全、有效、方便、价廉的医药卫生服务,阐明了医药卫生服务质量的基本内涵应包括安全、有效、方便和价廉等。

(二)医疗服务质量评价

对医疗服务质量的评价可以从不同角度来开展,如从医疗服务质量分类角度,可以分为基础质量评价、环节质量评价、终末质量评价。而从病人角度主要包括以下几个方面:安全性、有效性、价廉性、便捷性、效益性、舒适性和忠诚性。

(三)医疗服务质量监管

医疗服务质量监管是为了保证服务质量而对各项医疗服务的准入、生产、提供等全过程进行的监督与管理。医疗服务质量管理工作不仅包括医疗服务准入管理,还包括对医疗服务提供过程的监管,涉及卫生行政部门和医疗机构等不同组织,必须明确哪些事情由谁来管,赋予什么职能,承担什么责任。医疗服务质量监管主要分为卫生行政部门质量监管、医疗机构内部质量监管和社会公众医疗服务质量监管。

(四)医疗服务质量控制

医疗服务质量控制分为基础质量的前馈控制、环节质量的实时控制和终末质量的反馈控制。基础质量的前馈控制是以人为单元,以素质教育、管理制度、岗位职责的落实为重点;环节质量的实时控制是以病例为单元,以诊疗规范、技术常规的执行为重点;终末质量的反馈控制是以病种或科室为单元,以质量控制指标的统计分析及质量缺陷整改为重点。

第四节　基本医疗保障制度管理

一、医疗保障制度的基本概念

医疗保障制度(medical security system)是指劳动者或公民因疾病或其他自然事件及其突发事件造成身体与健康损害时,国家和社会团体对其提供医疗服务或对其方式的医疗费用损失给予经济补偿。综合世界各国的医疗保障制度,主要分为社会医疗保险制度、补充医疗保险制度和医疗救助制度。

二、基本医疗保障制度的改革及发展

(一)基本医疗保障制度的概况

我国目前主要的医疗保障制度有城镇职工基本医疗保险制度、城乡居民基本医疗保险制度、大病保险制度、社会医疗救助制度等,具体关于各个医疗保障制度的制度发展、基本框架和存在问题,见表4-7。

表 4-7 基本医疗保障制度概况

模式	制度发展	基本框架	存在问题
城镇职工基本医疗保险	①初始阶段—公费医疗和劳保医疗;②建立和发展;③深化改革	①保证对象和范围:城镇所有用人单位职工;②筹资机制和标准:用人单位和职工共同筹集;③支付机制:统筹基金和个人账户基金	①未能充分发挥控费作用;②统筹层次低、互助共济作用未得到充分发展
城乡居民基本医疗保险	①传统合作医疗制度的建立与解体;②新型农村合作医疗建立与发展;③城镇居民医疗保险制度建立和发展;④城乡居民基本医疗制度建立与发展	①保障对象和范围:除城镇职工基本医疗保险应参保人员以外,其他所有城乡居民;②筹资机制和标准:财政补助收入人均 420 元,个人缴费人均不低于 150 元;③支付机制:不设个人账户,统筹管理	①缺乏长效稳定的财政补偿机制;②城乡医疗保健资源配置失衡,医保待遇享受公平性差
大病保险	①大额医疗保险制度;②城乡居民大病医疗保险制度	①筹资来源:从城镇居民医保基金和新农合基金中划出一定比例;②保障对象及范围:城镇居民医保和新农合的参保人员;③保障水平:实际支付比例不低于 50% 按照医疗费用高低分段制定支付比例;④承办方式:商业机构购买	①缺乏稳定合理的筹资机制;②未形成整合保障体系
社会救助	①农村医疗救助制度;②城市医疗救助制度;③城乡医疗救助制度	①救助范围:城乡低保家庭成员、五保户和经济困难家庭成员;②救助方式:资助参与城乡居民医保,并对难以承担基本医疗自付给予补助;③补助方案:各地根据医疗救助金总量制定方案	①尚未做到精准扶贫;②医疗救助资金出现闲置与困难群众得不到救助问题突出

（二）基本医疗保障制度的改革发展历程

党和政府一直以来高度重视医疗保障制度建设,1978 年以来,我国基本医疗保障制度的改革与发展经历了三个阶段。第一阶段是 1978—1992 年,主要是传统医疗保障制度的转型探索,针对旧有医疗保障制度微观设计缺陷,尝试引入需方费用分担机制,调整制度适应宏观经济环境变化。第二阶段是 1992—2009 年,主要是新的基本医疗保险制度探索和框架构建阶段,尝试恢复和重建传统合作医疗时期,建立新型农村合作医疗。第三阶段是 2009 年至今,主要是全民医疗保险制度的发展和完善,从政策覆盖走向全民医保制度,全民医保制度不断发展和完善。

三、全民基本医疗保障制度建设现状

中国大力推进医疗保障体系建设,形成以基本医疗保障为主体,其他多种形式补充保险和商业健康保险为补充的多层次、宽领域、全民覆盖的医疗保障体系,初步实现了人人享有基本医疗保障。

（一）基本医疗保险实现全覆盖,保障能力和可持续性进一步增强

以职工基本医疗保险、城镇居民基本医疗保险和新型农村合作医疗为主体的全民医保初步实现。截至 2016 年年底,全国基本医疗保险参保人数超过 13 亿人,参保覆盖率稳固在 95% 以上。2016 年,国家正式启动城镇居民基本医疗保险和新型农村合作医疗两项制度整合,统一覆盖范围、统一筹资政策、统一保障待遇、统一医保目录、统一定点管理、统一基金管理,逐步在全国范围内建立统一的城乡居民基本医疗保险制度,实现城乡居民公平享有基本医疗保险权益。

2010—2017 年,我国城镇职工基本医疗保险参保人数、基金收支均不断提升。截至 2017 年

城镇职工参保人数为 30 323 万人。而截至 2016 年年底医保基金收入为 10 273.7 亿元,基金支出为 8 286.7 亿元,累计结存 12 971.7 亿元,与 2010 年相比,分别增加了 1.60 倍、1.53 倍和 1.74 倍。城镇居民基本医疗保险参保人数也在不断上升,由 2010 年的 19 528 万人,增加到 2017 年 87 359 万人,增加了 3.47 倍。2017 年,城乡居民基本医疗保险财政补助标准继续提高,各级财政人均补助标准达到每人每年 450 元。

（二）基本医疗保险待遇水平逐步提高,支付方式改革有序推进

2016 年,职工基本医疗保险和城镇居民基本医疗保险基金的最高支付限额分别达到当地职工年平均工资和当地居民年人均可支配收入的 6 倍,政策范围内住院费用基金支付比例分别为 80% 和 70% 左右。2017 年,新型农村合作医疗门诊和住院费用的报销比例分别稳定在 50% 和 70% 左右。

全国 70% 以上地区积极探索按病种付费、按人头付费、按疾病诊断相关分组（diagnosis related groups, DRGs）付费等支付方式。加快推进基本医疗保险全国联网和异地就医直接结算工作。截至 2017 年 8 月,全国已基本实现参保人员统筹区域内医疗费用直接结算和省内异地就医住院费用直接结算,开通 6 616 家跨省异地就医住院医疗费用直接结算定点医疗机构。

（三）城乡居民大病保障机制不断完善,医疗救助机制成效显著

截至 2015 年年底,城乡居民大病保险已覆盖所有城乡居民基本医疗保险参保人。2016 年,大病保险覆盖城乡居民超过 10 亿人,推动各省大病保险政策规定的支付比例达到 50% 以上。

医疗救助政策框架基本建立,医疗救助与城乡居民大病保险有效衔接,医疗救助标准和救助水平的城乡统一逐步实现。医疗救助对象范围从过去的城乡低保对象和特困人员,逐步拓展到贫困人口、低收入家庭成员和因病致贫家庭中的重病患者。2016 年,国家共安排 155 亿元医疗救助补助资金。2013 年起,国家建立疾病应急救助制度,通过设立疾病应急救助基金,对需要紧急救治但身份不明或身份明确、无力支付医疗费用的患者进行救治。截至 2017 年 6 月,累计救助患者约 64 万人。

（四）农村贫困人口医疗保障水平逐步提高,健康扶贫取得成效

2016 年,国家开始实施健康扶贫工程。对因病致贫返贫家庭,精准调查核查发病率高、费用高、严重影响生产生活能力的 93 种重点病种,建立起健康扶贫工作台账和数据库。组织对患有大病和慢性病的农村贫困人口进行分类救治,截至 2017 年 5 月,全国已分类救治贫困患者 260 多万人。实行精准的大病保险倾斜性支付政策,对农村贫困人口在起付线、报销比例、封顶线等方面给予重点倾斜。

（王　力）

 思考题

1. 医疗卫生事业发展现状包含哪些部分,每一部分的具体情况如何?
2. 卫生资源管理的内涵包括哪些?
3. 如何把握医疗服务的质量关?
4. 简述基本医疗保障制度的发展历程。

第五章 医院管理

章前案例

医 院 示 例

×××医院始建于1946年，为当时的全国五所大型中央医院之一。建院伊始，来自北京协和医院、齐鲁医学院、辽宁医学院、贵阳医学院等国内著名医科院校及留学海外的医学专家和世家名医陆续汇聚，为医院的发展奠定了坚实的基础。经过70年的发展，该院已成为X市较大的集医疗、教学、科研、预防于一体的综合性三级甲等医院和医学中心。

该院由建院初期的80张病床，日门诊量约200人，发展到目前占地面积7.8万平方米，建筑面积27.6万平方米，开放床位2 468张，日门急诊量达1.2万人次，年出院患者达6.7万人次，手术达3.22万台。该院设有33个临床科室、9个医技科室、10个临床研究所和3个省部级研究基地，拥有3个国家级重点学科、4个国家"211工程"重点建设学科、8个国家临床重点专科，设有2个博士后流动站、29个博士学位授权点和30个硕士学位授权点。全院有职工4 000余人，高级职称专家近500人。

该院承担着临床医学专业七年制、影像医学专业七年制、国际学院五年制及护理学院、康复与运动医学系、影像学院的临床教学和研究生培养任务。该院有博士生导师80余人，硕士生导师200余人，学生近3 000人，规培住院医师近千人，进修医师近300人。临床医学专业为国家级特色专业。

"十二五"以来，该院获得科研项目600余项，国家自然科学基金面上及青年项目200余项，获得省部级科技奖近30项，发表科技论文4 000余篇，其中SCI收录论文近千篇，获授权专利50余项。

进入21世纪，随着该院医联体的建设，医院的综合实力显著增强，该院正向着国内领先、世界先进的现代化医学中心的宏伟目标阔步前进。

第一节 医院管理概述

一、医院的类型、性质和功能

医院是指接受社会各界监督、提供医疗护理服务、以救死扶伤为主要目的的医疗机构，其服务对象不仅包括病员和伤员,也包括处于特定生理状态的健康人(如孕妇、产妇、新生儿)以及完全健康的人,以保障人民群众健康。

（一）医院的类型与分级管理

1. 医院的分类 我国医院主要依据举办主体、所有制形式、经营性质以及法规规定的不同进行分类,见表5-1。

表5-1 医院的类型

分类	类别	说明
举办主体	政府办医院	卫生、教育、民政、公安、司法等行政部门举办的医院
	社会办医院	企业、事业单位、社会团体和其他社会组织举办的医院
	私人办医院	
所有制形式	公立医院	指国有(政府部门举办、国有企事业单位等举办)和集体所有医院
	非公立医院	私立医院、民营医院,指除公立医院以外的其他医院,联营、股份合作、私营、港澳台投资和外国投资等医院
经营性质	非营利性医院	为社会公众利益服务而设立和运营的医院,不以营利为目的,其收入用于弥补医疗服务成本,实际运营中的收支结余只能用于自身的发展,如改善医疗条件、引进技术、开展新的医疗服务项目等
	营利性医院	医疗服务所得收益可用于投资者经济回报的医院。政府不举办营利性医院
功能任务和提供的医疗服务专业	根据功能任务定位不同分为十三个类别,医院是其中的一个类别,此外还有妇幼保健院、门诊部、诊所、乡镇卫生院和社区卫生服务中心等	
	根据医疗服务专业分为不同的类别,包括综合医院、中医院、中西医结合医院、民族医院、专科医院(如口腔医院、妇产科医院、儿童医院、肿瘤医院、传染病医院等)和康复医院等	

2. 医院的分级管理 我国的医院实行分级管理。卫生行政部门在设置审批医院时,按照医院承担的功能、任务确定医院级别,即一级、二级和三级,各级各类医院床位要求不同。如,一级综合医院床位为20~99张,二级综合医院床位为100~499张,三级综合医院床位为500张以上。

（二）医院的性质

医院的性质(the nature of hospital) 医院作为卫生服务体系的重要组成部分,坚持为人民健康服务的宗旨,体现了国家卫生事业的公益性和保障性,同时还具有生产性和经营性等特点。

1. 公益性 医院是医疗服务体系和卫生事业的重要组成部分,以为人民健康服务为宗旨,实行救死扶伤、治病救人。卫生事业的社会公益性决定了医院的公益性。

2. 保障性 医院是社会民生保障体系的重要组成部分,涉及社会稳定、社会公平和国计民生。医院服务于人的生老病死全过程,是人类生存所必需的,对社会经济发展起着不可或缺的重要作用。

3. 生产性 医院是具有生产属性的单位,其主要产品是提供医疗服务。它是运用医学科学技术提供医疗服务的生产单位,医院的医学科研活动发展,提高了医学科学技术水平。医院是培养医务人员的主要场所之一,集中了大量医疗资源和丰富病例,培养并产生了大批优秀医学人才。

4. 经营性 医院是一个独立的经济实体,要遵循医疗工作的内在规律与要求,又要遵循市场规律。医院在市场竞争的环境中要生存、发展,就应利用市场规则加强对医院的运营管理。

（三）医院的功能

医院的功能(functions of hospital)主要是提供以医疗服务为主,并开展预防、保健、康复等服务,承担与其相应的临床教学培训和科学研究等任务,同时承担部分公共卫生任务,如健康教育和健康促进等,应对突发事件的紧急医疗救治,支援基层医疗机构等。

随着医学科学的发展、医学模式的转变以及人民群众对医疗卫生服务需求的不断增长,医院的功能已经逐渐从单纯的诊疗护理病人向疾病的预防、保健和康复发展,从单纯的生物医学模式向生物-心理-社会医学模式转变。

二、医院管理的定义

医院管理(hospital management)是按照医院工作的客观规律,运用管理理论和方法,对人、财、物、信息、时间等资源,进行计划、组织、协调、控制,充分发挥整体运行功能,以取得最佳治愈率和医疗效果的管理活动过程。

医院管理有狭义和广义之分。狭义的医院管理主要是指医院医疗服务的流程管理,主要范畴是对"疾病"诊断、治疗、康复过程的管理,其范围主要局限于医疗服务领域。例如,医院战略管理、医院组织管理、医院医疗管理、医院信息管理、医院绩效管理和医院后勤管理等。而广义的医院管理则是在对"疾病"进行诊断、治疗、康复过程管理的同时,将预防纳入疾病治疗过程,更多地关注医院的医疗服务和宏观社会环境,特别是与社区卫生服务的关系。医院管理更多从全面组织管理和更为广泛健康照顾服务体系的角度界定管理内容。除上述管理内容外,还包括组织管理、医院预防保健与社区卫生服务管理,医院宏观管理等。

三、医院管理的职能

医院管理的五大职能:

(一)制订医疗管理计划

依据国家卫生事业的方针、政策,上级主管部门要求和指令,本地区卫生规划,本地区及周边地区社会医疗需求情况以及医院的医疗资源状况,在医院总体发展战略和年度工作计划的指导下,制订医疗计划。医疗计划一般分为长远的目标计划和近期的执行计划。

(二)合理组织医疗技术力量

根据医院医疗工作计划的目标与任务规定,合理组织医疗技术力量,如:医疗组织机构的设置和调整;医疗技术人员的配备、组合与调度;医疗技术人员的调整与排班;建立健全医院的职能部门;健全科室的医疗管理班子。

(三)建立健全各项医疗规章制度

医疗规章制度的制定依据国家颁布的有关法规和要求,遵循医疗活动规律和医疗管理原则,反映医学科学技术的特点,尤其是临床医学的发展趋势,科学地制定医院所需的规章制度。

(四)做好医疗活动中的调控

医疗活动的特点是医疗过程中变量多且难于预测,因此,需要做好医疗活动中的及时调控。基于调控工作是经常的、大量的,建立相应的制度是必须的,如病例会诊制度、病例讨论制度、联合查房制度、医护交接班制度、执行医嘱制度以及一些专项工作的协调会、工作会议等。

(五)检查评审医疗过程与效果

医疗评审在医疗管理中的重要作用,使其成为科学地进行医疗管理的重要标志。医院分级管理制度的实施,使对医疗质量与水平的检查与评审系统化,成为医院医疗活动评审的基本依据。

第二节　我国医院管理的模式

一、医院管理的运营现状

我国医院管理方面不断发生变化,医院从纯福利型转变为公益性事业单位,营利性和非营利性医疗机构分类管理已经形成，医疗机构根据其不同的性质、社会功能及其承担的任务，实施不同的财税、价格政策，不同等级的医院分工更趋合理、功能互补，医疗资源的利用效率不断提高；筹资形式从政府唯一拨款转变为多渠道多形式办医，从全部为公立或集体医院拓展为中外合资合作、股份制、股份合作制、个体私有制等多种所有制形式；医院领导管理体制由卫生行政部门的附属机构转变为自主运营的独立法人。医院的人事制度，也转变为多种形式的聘任制和聘用制，医院和员工之间，实现了一定程度的双向选择；多数医院实行了绩效考核，实行岗位管理，引进竞争机制。

目前，医院的运营管理，从规模扩张型转向质量效益型；从粗放的行政化管理转向精细的信息化管理；以提高效率，通过资源纵向流动提升服务体系整体绩效；以提高待遇，通过改善医务人员生活待遇切实调动医务人员积极性；通过加强医院运营管理，提高医疗质量，保证医疗安全，降低医疗成本，提高医院社会效益和经济效益，来实现医院健康稳定持续发展，成为医院管理的基本目标。

二、医院管理的发展趋势

我国医院管理具有如下发展趋势：建立现代化医院管理制度、设置规划层级化、管理业务多元化、管理措施法制化、管理人员职业化、管理手段信息化。

（一）建立现代化医院管理制度

中国特色的现代医院管理制度，是在我国社会、政治、经济转型的新时期，对政府与医院的权责边界（管理体制和补偿、监管机制）、医院法人治理结构和运行目标、医院的内部运行机制（内部治理机制）等内容进行规范的、系统化的、借鉴国际规则具有中国特色的制度设计与安排。现代医院管理制度包括宏观层面的外部管理制度和微观层面的医院内部管理制度。

（二）设置规划层级化

强化医疗机构设置规划，完善医疗服务体系，明确各级各类医疗机构功能定位，形成科学合理就医格局。通过国家区域医疗中心建设、国家临床重点专科建设、县医院能力建设三个战略重点，全面提升我国医疗服务能力。

（三）管理业务多元化

医院作为社会大系统中一个具有特定功能的子系统，其管理不仅要依靠自己的力量，还需要社会大系统中其他子系统的参与，才能取得最佳的社会效果。政府将放宽社会资本举办医疗机构的准入范围，有实力的企业、慈善机构、基金会、商业保险机构等社会力量及境外投资者可以举办医疗机构，具有资质的人员（包括中国港、澳、台地区人员）可以依法开办私人诊所。

（四）管理措施法制化

医院管理从"人治"走向"法治"，是中国特色社会主义新时代法制建设的组成部分，加强医院法制建设，对提高医院管理水平、促进医学事业发展有着十分重要的作用。政府将完善国家、省级医疗质量管理与控制体系，健全医疗机构、医务人员、医疗技术等医疗服务要素准入管理制度，重视医疗服务要素准入和退出管理。建立健全医疗服务监管体系，完善医疗服务监管法规制度，加强医疗服务行为、质量安全和机构运行的监测监管。完善医院评审评价制度，建立社会监督与评价的长效机制，注重日常质量控制评价工作，形成比较健全的医院评审评价体系。

（五）管理人员职业化

随着医院管理要求的不断提高，必须要改变管理队伍的现状。现代医院管理进行服务创新，院长队伍职业化、专业化，医院管理水平精细化、专业化、科学化。建立卫生管理人员职业化制度，全面提升卫生管理专业化和职业化水平。创新医药卫生人才培养、使用评价、流动配置和激励保障机制，医药卫生人才发展政策环境将大大改善。

（六）管理手段信息化

随着医院信息量的不断增加，医院管理迫切需要使用计算机这一先进的自动化信息处理手段来处理各种信息,这样不仅可以提高工作效率,而且使信息管理走向系统化和科学化,促进医院管理变"静态管理"为"动态管理",提高管理水平。

中国特色社会主义新时代,2018年国家卫生健康委员会发布《国家卫生健康委员会党组关于印发加强公立医院党的建设工作的意见实施办法的通知》(国卫健党发〔2018〕29 号),要求加强党对公立医院的领导,健全现代医院管理制度,推动实施健康中国战略。公立医院实行党委领导下的院长负责制,党委等院级党组织发挥把方向、管大局、作决策、促改革、保落实的领导作用;院长在医院党委领导下,全面负责医院医疗、教学、科研、行政管理工作等。

国家卫生健康委员会等六部门制定的《关于开展建立健全现代医院管理制度试点的通知》(国卫体改发〔2018〕50 号),要求进一步完善医院管理制度,建立健全医院治理体系,加强医院党的建设,加快构建权责清晰、管理科学、治理完善、运行高效、监督有力的现代医院管理制度。

2019 年 1 月发布的《国务院办公厅关于加强三级公立医院绩效考核工作的意见》(国办发〔2019〕4 号),指出实施公立医院绩效考核是公立医院改革和现代医院管理制度的重要内容,是贯彻落实党中央、国务院决策部署,狠抓落实的重要手段,对进一步深化公立医院综合改革,加快建立分级诊疗制度和现代医院管理制度具有重要意义。

第三节 医院管理主要内容

医院管理主要内容是医院在医疗、教学、科研和预防等活动中各项管理职能的总称,主要包括医院战略管理、医院组织管理、医院人力资源管理、医院医疗管理、医院信息管理、医院绩效与经济管理和后勤管理等方面。

一、医院战略管理

我国医院战略管理(hospital strategic management)实践是在改革开放后才逐步开展起来,经历了战略管理的认知、探索、实践和丰富发展阶段。作为公益性组织,医院战略管理实践有其特色,即战略管理与医院的目标和价值观念紧密相连,坚持医院公益性定位,注重社会效益,以提高人民健康水平为己任。

医院战略管理逐渐渗透到医院管理的各个领域,不管是公立医院还是私立医院,不管是综合性医院还是专科医院,客观的竞争环境都使得它们关注医院战略并将其落实到医院发展过程中。

二、医院组织管理

(一)医院组织管理概述

医院组织管理(hospital organizational management)是医院工作的重要组成部分,是完成医院任务、发挥医院整体功能的组织保证。医院的一切活动,都需要通过组织的形式有条不紊地进行。医院管理人员必须深入研究组织管理的规律,从实际出发,探索与新时代、新征程相应的医院组织管理工作新思路,以促进医院整体工作的健康发展。

医院组织管理应使医院工作成员明确各自的工作、职责范围,在组织结构中的上下左右关系,避免职责不清造成的工作障碍,使医院协调、高效地运行,保障医院组织目标的实现。

医院组织管理需要设置相应的组织结构、科室和工作岗位;配置相应的服务设施和工作人员,明确各岗位工作职责、工作制度和工作流程。

(二)医院组织管理领导体制与结构的设置

我国目前公立医院实行医院的领导体制为党委领导下的院长负责制,国家卫生健康委员会2018 年颁布了《国家卫生健康委员会党组关于印发加强公立医院党的建设工作的意见实施办法的通知》(国卫健党发〔2018〕29 号);营利性股份制医院实行的是股东会制的法人治理领导结构。

医院组织结构设计的主要任务：

1. 设计医院行政职能处室、临床科室、医技科室、后勤保障系统的组织架构体系。

2. 明确各部门和科室的岗位设置、工作职责及人员编制。

3. 梳理医院业务流程与管理流程，并建立医院的内部协调与控制体系。

我国医院人员的职类大体可分为卫生技术人员、工程技术人员、工勤人员和党政管理人员。

三、医院人力资源管理

（一）医院人力资源管理的概念

医院人力资源管理（hospital human resource management）是指根据医院发展战略的要求，运用现代科学理论与方法，对医院人力资源进行有效开发、合理配置、充分利用，并通过培训、考核、激励等一系列管理措施，发掘员工的潜能，充分调动员工的积极性与创造性，最终实现医院发展与员工工作需求的双向目标。

医院人力资源管理特征：

1. **战略性**

2. **人才性**

3. **创新性**

4. **全方位性**

5. **动态性**

（二）医院人力资源管理的内容

医院人力资源管理包括医院人力资源规划、配置、人员招聘、培训、绩效管理、薪酬管理、职业生涯管理、人员激励等管理活动。

四、医院医疗管理

医疗是医院的中心工作，医疗管理是医院管理的核心内容，是完成医疗任务的主要手段，是反映医院管理水平的中心环节，在医院管理各项工作中处于首要位置。

医疗管理（medical management）指医院医疗系统活动全过程中进行的组织、计划、协调和控制，是指经常处于应有状态，并对变化了的客观环境有较快的适应性，达到最佳医疗效果和医疗效率的目的。

医疗管理的基本原则：①依法执业；②以病人为中心；③保证医疗质量和安全第一；④持续改进；⑤注重效率。

医疗管理的核心制度：①首诊负责制度；②三级医师查房制度；③会诊制度；④分级护理制度；⑤值班和交接班制度；⑥疑难病例讨论制度；⑦急危重症抢救制度等等。

医疗管理：主要包括门诊、急诊、住院诊疗、临床科室、医技科室的管理等。

五、医疗质量与安全管理

（一）医疗质量管理

医疗质量管理（the medical quality management）是指遵循医院质量形成的规律，应用各种科学的方法，以保证和提高医院质量为目标，根据医院质量管理的信息，合理运用人力、物力、设备和技术等，为达到技术符合标准和规范、功能满足患者需求的质量目标的一系列活动；医疗质量是医院生存发展的生命线。

医疗质量管理原则：

1. **患者满意原则**

2. **标准化原则** 医疗活动的各个环节必须有相应技术、服务标准规范、控制和协调，否则医疗工作不能连续有序地进行。

3. 持续改进原则 医疗质量持续改进是现代医院质量管理的精髓,是保持医院高质量水平的重要措施。医疗质量持续改进原则的实施步骤遵循 PDCA 循环,以此来提高医疗质量(即计划 plan- 实施 do- 检查 check- 处理阶段 action)。

4. 全员参与原则 全员、全部门、全过程的质量管理要求每个医务人员对每个患者的每个医疗环节履行自己的职责,否则就会影响到医疗质量。

5. 预防为主的原则 有效预防医疗风险,保障医疗安全。

我国 2016 年颁布实施医疗质量管理办法要求建立国家医疗质量管理相关制度,明确医疗质量管理的责任主体、组织形式、工作机制和重点环节。办法明确医疗机构是医疗质量的责任主体,医疗机构主要负责人是医疗质量管理第一责任人。进一步明确各级卫生计生行政部门的医疗质量监管责任,提出医疗质量信息化监管的机制与方法。同时,在鼓励地方建立医疗质量管理激励机制的前提下,明确了医疗机构及其医务人员涉及医疗质量问题的法律责任。

（二）医疗安全管理

医疗安全管理(medical safety management)是指围绕医务人员在实施医疗行为、患者在接受医疗服务过程中不受任何意外伤害所进行的全部管理活动。

医疗安全(medical safety)是指医务人员在提供医疗服务过程中,不因医疗失误或过失而发生患者死亡、残疾及躯体组织、生理功能和心理健康受损事件。医疗安全不良事件主要包括并发症、医疗意外、医院感染、医疗差错、医疗事故、医疗纠纷等。

医疗安全保障措施的建立是由于所有的医疗过程都伴随着风险,医疗工作中必须最大限度地降低与防范风险才能保障医疗安全,执行医疗质量的设计、控制与持续的改进等质量管理活动是保障医疗安全的基本的、重要的措施。

六、医院信息管理

（一）医院信息管理的概念

医院信息管理(hospital information management)是指利用计算机软硬件技术网络通信技术等现代化手段,对医院及其附属部门的人流、物流、财流进行综合管理,对医疗活动各阶段产生的数据进行采集、储存、处理、提取、传输、汇总、加工生成各种信息,从而为医院的整体运行提供全面的、自动化的管理。

一个完整的医院信息系统应该包括医院管理信息系统和临床医疗信息系统。

（二）医院信息系统

1. 医院管理信息系统 ①急诊挂号子系统;②门、急诊患者管理及计价收费子系统;③住院患者管理子系统;④药库、药房管理子系统;⑤病案管理子系统;⑥医疗统计子系统;⑦人事、工资管理子系统;⑧财务管理;⑨医院后勤物资供应子系统;⑩固定资产、医疗设备管理子系统等。

2. 临床医疗业务信息系统 ①住院患者医嘱处理子系统;②护理信息系统;③门诊医生工作站系统;④住院医生工作站系统;⑤实验室系统;⑥医学影像诊断报告处理系统;⑦放射科信息管理系统;⑧手术室管理子系统;⑨功能检查科室信息管理子系统;⑩病理卡片管理及病理科信息系统;⑪血库管理子系统;⑫营养与膳食计划管理子系统;⑬临床用药咨询与控制子系统等。

七、医院绩效与经济管理

（一）医院绩效管理

医院绩效管理(hospital performance management)是医院相关利益者,从社会效益、经济效益、医疗服务公平性和可及性、医疗质量、成本费用、医院发展等多维度对医院总体效益和业绩的分析。有效的绩效管理能够引导医院员工改进自己的行为,发挥主观能动性,提高工作绩效,全面提高医院的运行效率和服务水平。

（二）医院经济管理

医院经济管理（hospital economic management）是医院工作的重要组成部分，医院作为一个法人单位，独立的实体，在运行过程中方方面面都与经济离不开，经济是医院工作的生命线。有效进行医院经济管理，对于增强医院参与市场竞争、提高医院管理水平、更新医院管理理念、保障医院健康发展具有重要的意义。

医院经济管理指医院运用经济手段，对医院全部活动，即医疗服务的生产、交换、分配和消费的全过程，进行计划、组织、领导和控制，合理筹集和使用医院人力、物力、财力资源，使得医院消耗的成本最小而医疗服务的价值最大，即取得社会效益和经济收益的最大化。医院成本管理和价值管理形成了医院经济管理。经济管理要求医院领导者和管理者长期地、全面地、系统地审视和分析患者的成本，洞察患者的需求，识别医院潜在的竞争优势，构建医院核心优势，最终实现医院健康可持续发展的战略目标。

医院经济管理分为：①医院成本管理；②医院财务管理；③医院审计管理。

八、医院后勤管理

（一）医院后勤管理

医院后勤管理（hospital logistics management）从广义来讲是指对医院财务、基本建设、设备物资、总务、安全保卫等支持保障服务的目标、计划、实施和评估等管理的科学。狭义的医院后勤管理特指对医院总务的管理，主要包含：水（含污水）、电、气（汽）、空调的运行和维修管理，营养膳食、洗衣、绿化、保洁和物业维修等管理。

（二）医院后勤服务的理念

是以医务人员和患者为中心，目标是提供有效、安全、及时、经济的支持保障医院后勤管理组织构架、运作流程和服务方式均要体现后勤服务的理念，为实现目标而调整；其中通过制度建设、文化建设、后勤员工职业生涯发展规划、绩效奖励等对员工的激励尤为重要。

医院的现代化程度越高，对后勤支持的要求随之越高。随着医疗卫生改革的不断深入和医疗卫生事业的不断发展，科学地管理医院后勤，才能为医院其他各项工作提供有效、安全、经济的后勤保障。

（宋　崐）

 思考题

1. 简述医院管理的概念与职能。
2. 简述医院的类型、性质和功能。
3. 概述医院管理主要包含的几个方面。

|第六章| 基层卫生服务管理

章前案例

家庭医生签约——A社区卫生服务中心

A社区卫生服务中心（以下简称"A中心"）作为某省信息化试点单位之一，在全国率先实行"基层首诊、双向转诊、急慢分治、上下联动"诊疗模式，其下辖14个社区，总服务人数约6.4万。

2014年起，A中心组织全科医生与辖区居民签订《医养护一体化服务协议》，全面推广医养护一体化服务，同时设立居家医疗服务小组，开展居家医疗服务项目。截至2017年7月底，签约人数14 714人，占常住人口25.87%，占户籍人口的三分之一，10类重点人群覆盖率达65.89%，签约就诊率达65%。A中心通过市双向转诊平台，可为居民预留××邵逸夫医院、××大学医学院第一附属医院、××省肿瘤医院等省市医院号源。对于需要转诊的患者，社区医生从医生工作站启动分级诊疗平台，可以实现一键转诊，直接预约上级医院医生，而且患者的基本信息和就诊信息能够通过分级诊疗平台实现与上级医院的同步共享。

近年来，A中心先后获得"全国百强社区卫生服务中心""全国优秀社区卫生服务中心""全国示范社区卫生服务中心""群众满意的社区卫生服务机构"等荣誉称号。A中心作为家庭医生签约服务蓝本，首创的签约服务流程、签约服务台等，均已被列为××省签约服务规范。2015年国家卫生和计划生育委员会李斌主任等国家及省区市领导亲临A中心视察并给予肯定。

请问：在加快健康中国建设背景下，转变基层医疗卫生服务模式，实行家庭医生签约服务有何意义？如何进行规范化制度设计以促进家庭医生签约服务稳定健康发展？

第一节　基层卫生服务概述

一、基本概念

基层（basic level）在现代汉语词典中的解释是：各种组织中最低一级并与群众直接联系的团体或组织。本章节中基层在城市以街道、居委会为单位，农村以乡镇、行政村为单位。

卫生服务（health service）是指卫生健康部门以提高人民健康水平为目的，使用卫生资源，向社会居民提供适宜的预防、医疗、康复、健康指导等各种卫生保健活动的总称。

基层卫生服务（health service of basic level）是以政府为主导，基层医疗卫生机构为主体，以人的健康为中心、家庭为单位、社区（街道、居委会、乡镇、行政村）为范围，满足城镇和乡村居民的基本卫生服务需求为目的，为广大群众提供疾病预防、诊断、治疗、护理和康复等为一体的，有效、经济、方便、综合、连续的公共卫生与基本医疗服务。

基层卫生服务管理（health service management of basic level）是指综合运用管理科学的理论、方法和技术，通过计划、组织、协调和控制等功能，充分地运用基层医疗卫生机构所拥有的人力、物力、财力、技术和信息等方面的卫生资源，使之发挥最大的效率，产生最大的效益，达到基层卫生服务的目标。

二、基层卫生服务发展目标

进入 21 世纪，我国卫生健康事业发展面临着新形势、新矛盾、新任务，卫生工作必须实现从观念、政策到体制、机制的创新。2001—2005 年"十五"期间我国基层卫生服务发展的目标是：建立适应农村经济社会发展状况，具有预防保健和基本医疗功能的农村卫生服务体系，实行多种形式的农民健康保障办法，使农民人人享有初级卫生保健。

"十五"期间农村卫生服务体系和卫生队伍建设不断加强，卫生服务水平不断提高；社区卫生服务获得大力发展，95% 以上地级市、88% 市辖区和 50% 以上县级市组织开展了社区卫生服务，创建了 108 个全国社区卫生示范区。"十一五"期间基层卫生事业改革发展目标是：加强农村医疗卫生基础设施建设，优化农村卫生资源配置，加强医疗卫生服务和药品监管，推广适宜技术，采用基本药物，控制农村医药费用不合理增长，鼓励社会力量在乡、村两级兴办非营利性医疗卫生机构，巩固和健全基层医疗卫生服务体系，为农民提供安全、有效的医疗卫生服务。大力发展城市社区卫生服务，加强城市医疗卫生资源结构调整，建立以社区卫生服务为基础、社区卫生服务机构、预防保健机构和医院合理分工、密切协作的新型城市卫生服务体系。

自 2009 年 4 月深化医药卫生体制改革启动实施以来，我国覆盖城乡的基层医疗卫生服务体系基本建成，2 200 多所县级医院和 3.3 万多个城乡基层医疗卫生机构得到改造完善，基本公共卫生服务均等化水平不断提高。"十二五"期间在认真总结经验的基础上，抓住有利时机，持续扩大基层医药卫生体制改革成效，巩固完善国家基本药物制度，深化基层医疗卫生机构管理体制、补偿机制、药品供应和人事分配等方面的综合改革，继续加强基层服务网络建设，加快建立全科医生制度，增强基层医疗卫生机构的基本医疗和公共卫生服务能力，促进基层医疗卫生机构全面发展。

随着人民生活水平不断提高，健康需求日益增长，但我国基层服务能力薄弱等问题仍比较突出，维护和促进人民健康的制度体系仍需不断完善。"十三五"期间继续完善基层管理和运行机制，以常见病、多发病的诊断和鉴别诊断为重点，强化乡镇卫生院、社区卫生服务中心基本医疗服务能力建设。规范社区卫生服务管理，推动实施社区卫生服务提升工程。实施基层中医药服务能力提升工程"十三五"行动计划。到 2020 年，力争所有社区卫生服务机构和乡镇卫生院以及 70% 村卫生室具备中医药服务能力，同时具备相应的医疗康复能力。

三、基层卫生服务基本内容

（一）基本内容

1. **基本公共卫生服务**　包括：居民健康档案建立与管理、健康教育、传染病、地方病、寄生虫病预防控制、卫生计生监督协管、儿童健康管理、孕产妇健康管理、老年人健康管理、中医药健康管理、预防接种、慢性病预防与控制、精神卫生服务、计划生育技术咨询指导、提供避孕药具、健康素养促进，协助处置辖区内的突发公共卫生事件等。

2. 基本医疗服务　包括：一般常见病、多发病诊疗、护理和诊断明确的慢性病治疗，现场应急救护，家庭出诊、家庭护理、家庭病床等家庭医疗服务，转诊服务，康复、保健医疗服务。

（二）基层医疗卫生机构主要职责

基层医疗卫生机构主要职责是提供预防、保健、健康教育、计划生育等基本公共卫生服务和常见病、多发病的诊疗服务以及部分疾病的康复、护理服务，向医院转诊超出自身服务能力的常见病、多发病及危急和疑难重症病人。

基层卫生服务体系包含以乡镇卫生院为骨干、村卫生室为基础的农村医疗卫生服务体系和以社区卫生服务为基础的城市医疗卫生服务体系。

乡镇卫生院和社区卫生服务中心负责提供基本公共卫生服务，以及常见病、多发病的诊疗、护理、康复等综合服务，并受县级卫生计生行政部门委托，承担辖区内的公共卫生管理工作，负责对村卫生室、社区卫生服务站的综合管理、技术指导和乡村医生的培训等。乡镇卫生院分为中心乡镇卫生院和一般乡镇卫生院，中心乡镇卫生院除具备一般乡镇卫生院的服务功能外，还应开展普通常见手术服务等，着重强化医疗服务能力并承担对周边区域内一般乡镇卫生院的技术指导工作。村卫生室、社区卫生服务站在乡镇卫生院和社区卫生服务中心的统一管理和指导下，承担行政村、居委会范围内人群的基本公共卫生服务和普通常见病、多发病的初级诊治、康复等工作。

第二节　我国基层卫生服务发展现状

一、城市基层卫生服务发展现状

2013—2017 年社区卫生服务中心机构数量、床位数、卫生人员数、诊疗人次数、入院人数均呈现逐年增长趋势，2013—2016 年病床使用率呈下降趋势。2018 年年底，全国已设立社区卫生服务中心（站）34 997 个，占基层医疗卫生机构总数的 3.71%（2018 年年底全国基层医疗卫生机构 943 639 个），其中：社区卫生服务中心设置 9 352 个，社区卫生服务站 25 645 个。2018 年，全国社区卫生服务中心执业（助理）医师数 16.1 万人，比上年增加 1.0 万人；床位数 20.9 万张，比上年增加 1.0 万张。2018 年，全国社区卫生服务中心病位使用率 52.0%，比上年降低 2.8 个百分点；社区卫生服务中心诊疗人次 6.4 亿人次（比上年增加 0.3 亿人次），平均每个社区卫生服务中心年诊疗量 6.5 万人次；入院人数 339.5 万人（比上年减少 4.7 万人），平均每个社区卫生服务中心年入院量 363 人；全国社区卫生服务站诊疗人次 1.60 亿人次，平均每个社区卫生服务站年诊疗量 0.6 万人次。见表 6-1 和表 6-2。

表6-1　2013—2018 年全国社区卫生服务中心服务情况

指标	2013 年	2014 年	2015 年	2016 年	2017 年	2018 年
机构数 / 个	8 488	8 669	8 806	8 918	9 147	9 352
床位数 / 万张	16.8	17.2	17.8	18.2	19.9	20.9
卫生人员数 / 万人	36.9	38.2	39.7	41.1	43.7	46.2
执业（助理）医师数 / 万人	13.1	13.4	13.9	14.3	15.1	16.1
诊疗人次 / 亿人次	5.1	5.4	5.6	5.6	6.1	6.4
入院人数 / 万人	292.1	298.1	305.5	313.7	344.2	339.5
病床使用率 /%	57.0	55.6	54.7	54.6	54.8	52.0

表6-2 2013—2018年全国社区卫生服务站服务情况

指标	2013年	2014年	2015年	2016年	2017年	2018年
机构数 / 个	25 477	25 569	25 515	25 409	25 505	25 645
卫生人员数 / 人	107 437	106 915	107 516	111 281	117 294	120 365
执业（助理）医师数 / 人	42 931	42 740	43 154	44 482	46 893	48 444
诊疗人次 / 亿人次	1.50	1.49	1.47	1.56	1.60	1.60

二、农村基层卫生服务发展现状

2013—2018年，全国乡镇卫生院数量呈逐年下降趋势，床位数、卫生人员数、诊疗人次数逐年增加。2018年年底，全国3.16万个乡镇共设3.6万个乡镇卫生院，床位133.4万张（比上年增加4.2万张），卫生人员139.1万人（其中执业（助理）医师数47.9万人，比上年增加1.3万人）。2018年，全国乡镇卫生院诊疗人次11.2亿人次（比上年增加0.1亿人次），平均每个乡镇卫生院年诊疗量3.1万人次；全国乡镇卫生院入院人数3 984万人（比上年减少63万人），平均每个乡镇卫生院年入院量0.1万人。2018年，全国乡镇卫生院病床使用率59.6%，比上年减少1.7个百分点。见表6-3。

表6-3 2013—2018年全国乡镇卫生院服务情况

指标	2013年	2014年	2015年	2016年	2017年	2018年
机构数 / 个	37 015	36 902	36 817	36 795	36 551	36 461
床位数 / 万张	113.6	116.7	119.6	122.4	129.2	133.4
卫生人员数 / 万人	123.4	124.7	127.8	132.1	136.0	139.1
执业（助理）医师数	43.4	43.3	44.1	45.5	46.6	47.9
诊疗人次 / 亿人次	10.1	10.3	10.5	10.8	11.1	11.2
入院人数 / 万人	3 937	3 733	3 676	3 800	4 047	3 984
病床使用率 /%	62.8	60.5	59.9	60.6	61.3	59.6
每千农村人口乡镇卫生院床位数 / 张	—	—	—	—	1.35	1.39
每千农村人口乡镇卫生院人员数 / 人	—	—	—	—	1.42	1.45

2013—2018年全国村卫生室数量、乡村医生数和诊疗人次数逐年下降，执业（助理）医师数和注册护士数逐年增长。2018年年底，全国54.2万个行政村共设62.2万个村卫生室，村卫生室人员达144.1万人，其中：执业（助理）医师数35.1万人，比上年增加3.0万人；注册护士数15.3万人，比上年增加1.8万人、乡村医生数84.5万人，比上年减少5.6万人。2018年，全国村卫生室诊疗人次16.7亿人次，比上年减少1.2亿人次，平均每个村卫生室年诊疗量2 685人次，见表6-4。

表6-4 2013—2018年全国村卫生室服务情况

指标	2013年	2014年	2015年	2016年	2017年	2018年
机构数 / 万个	64.9	64.5	64.1	63.9	63.2	62.2
卫生人员总数 / 万人	145.7	146.0	144.8	143.6	145.5	144.1
执业（助理）医师数	29.1	30.4	31.0	32.0	35.1	38.1
注册护士数	8.5	9.8	10.6	11.6	13.5	15.3
乡村医生	100.5	98.6	96.3	93.3	90.1	84.5
诊疗人次 / 亿人次	20.1	19.9	18.9	18.5	17.9	16.7
平均每村村卫生室人员数 / 人	—	—	—	—	2.3	2.3

第三节　我国基层卫生服务体系改革

一、农村卫生服务体系改革

1965 年 6 月 26 日，毛泽东同志在农村卫生工作会议上明确提出"农村是医疗卫生工作的重点"，掀起了规模宏大的、以群众运动的方式的赤脚医生运动。20 世纪 60 年代末期，随着合作医疗制度的建立，赤脚医生人数激增，全国农村形成了比较完善的三级医疗保健网络，在一定程度上解决了广大农民的医疗保健问题。

改革开放后，随着农村家庭联产承包责任制展开，集体经济日趋衰落。依托集体经济建立起来的大队卫生室、合作医疗制度也相继解体。赤脚医生演变为卫生室的承包经营者，成为自主经营、自负盈亏的市场主体。1985 年 1 月 24 日，原国家卫生部决定停止使用"赤脚医生"名称，凡经过考核达到相当于医士水平的，称为乡村医生，达不到考核要求的改称卫生员。1996 年 12 月，全国卫生工作会议提出恢复、发展和完善农村合作医疗制度，且明确把建立县乡村三级卫生服务网，合作医疗制度和乡村医生队伍作为三大支柱。1997 年和 1998 年，我国部分地区试点乡村卫生服务一体化，加快了乡村卫生服务一体化进程，农村卫生三级网络建设得到改善，尤其是乡镇卫生院的基础建设与能力建设。2001 年国务院办公厅转发体改办等部门《关于农村卫生改革与发展指导意见》（国办发〔2001〕39 号）提出，农村卫生工作是建设社会主义新农村的重要内容，是保障广大农民健康，保护农业生产力，振兴农村经济和维护社会稳定的大事，是我国卫生工作的重点，对农村卫生工作实行全行业管理。2002 年《关于进一步加强农村卫生工作的决定》（中发〔2002〕13 号）提出，到 2010 年在全国农村基本建立起适应社会主义市场经济体制要求和农村经济社会发展水平的农村卫生服务体系和农村合作医疗制度，明确指出做好农村卫生工作，保护和增进农民健康，是各级党委和政府义不容辞的责任。"政府主导"的基本格局明确，我国的农村卫生事业自此进入了快速发展时期。

建立健全基本医疗保障制度是保障农民获得基本卫生服务、缓解农民因病致贫和因病返贫的重要制度保障。2003 年 1 月 16 日，国务院办公厅转发了国家卫生部、财政部、农业部《关于建立新型农村合作医疗制度的意见》（国办发〔2003〕3 号），要求从 2003 年起，各省、自治区、直辖市至少要选择 2～3 个县（市）先行试点，取得经验后逐步推开，明确提出到 2010 年实现在全国建立基本覆盖农村居民的新型农村合作医疗制度的目标。2006 年国家卫生部、国家发展和改革委员会等 6 部委联合下发《关于加快推进新型农村合作医疗试点工作的通知》（卫农卫发〔2006〕13 号），要求从 2006 年起，调整相关政策，加大力度，加快进度，积极推进新型农村合作医疗试点工作。2008 年，我国新型合作医疗参加人数 8.15 亿人，参合率 91.5%；到 2010 年，新型合作医疗参加人数 8.36 亿人，参合率达 96.0%，基本实现全覆盖。

建立健全基层医疗卫生服务体系是确保农村医疗卫生服务"网底"不破，保障广大农村居民基本医疗和公共卫生服务的公平性、可及性，解决农村居民"看病难、看病贵"的组织保障。2007 年 7 月，国家卫生部、国家发展和改革委员会制定《中央预算内专项资金（国债）村卫生室建设指导意见》（卫办规财发〔2007〕138 号），提出通过中央专项资金支持偏远、民族、边境、贫困及重大传染病和地方病流行地区村卫生室建设，引导各地加大投入，深化改革，健全村级卫生服务机构，提高农村卫生服务能力。全国各地开始利用各种专项经费或卫生事业经费加大对村卫生室的建设。2009 年 3 月，中共中央、国务院印发了《关于深化医药卫生体制改革的意见》（中发〔2009〕6 号），提出积极推进农村医疗卫生基础设施和能力建设，采取多种形式支持村卫生室建设，使每个行政村都有一所村卫生室，大力改善农村医疗卫生条件，提高服务质量，为农村基层卫生组织建设明确了政策导向。《关于医药卫生体制改革近期重点实施方案（2009－2011 年）的通知》(国发〔2009〕12号)提出了包括加快推进基本医疗保障制度建设和健全基层医疗卫生服务体系等5项重点改革任务,为新时期农村卫生改革与发展注入了新的内涵和活力。为加强农村卫生服务体系规范化管理,2010年国家卫生部印发《关于推进乡村卫生服务一体化管理的意见》(卫办农卫发〔2010〕48号),将推进乡村卫生服务一体化管理列入农村卫生服务工作重点,要求以深化医改为契机,以乡镇为单位,对乡镇卫生院和村卫生室的行政、业务、药械、财务和绩效考核等方面予以规范管理。2011年7月,国家卫生部等5部委联合印发《乡镇卫生院管理办法(试行)》(卫农卫发〔2011〕61号),分别从设置规划、基本功能、行政管理、业务管理、财务管理、绩效管理等方面对乡镇卫生院管理提出了明确具体的要求。为进一步加强村卫生室管理,2014年国家卫生和计划生育委员会等5部委联合印发《村卫生室管理办法(试行)》(国卫基层发〔2014〕33号),重点对村卫生室的功能任务、机构设置与审批、人员配备与管理、业务管理、财务管理、保障措施进行了规范,保证农村居民获得均等化的公共卫生服务和安全、有效、方便、价廉的基本医疗服务。

加强乡村医生队伍建设,提高乡村医生服务水平和能力是农村居民获得均等化的公共卫生服务和安全、有效、方便、价廉的基本医疗服务的技术保障。2011年国务院办公厅下发《关于进一步加强乡村医生队伍建设的指导意见》(国办发〔2011〕31号),《指导意见》按照保基本、强基层、建机制的要求,从实际出发,提出要明确乡村医生职责,改善执业场所,实现村卫生室和乡村医生全覆盖;将村卫生室纳入基本药物制度和新型农村合作医疗门诊统筹实施范围,完善乡村医生补偿、养老政策,健全培养培训制度,规范执业行为,强化管理指导等政策目标。2015年国务院办公厅印发《关于进一步加强乡村医生队伍建设的实施意见》(国办发〔2015〕13号),《实施意见》从我国国情和基本医疗卫生制度长远建设出发,针对乡村医生队伍面临的现实问题,提出改革乡村医生服务模式和激励机制,加强医疗服务监管,落实和完善乡村医生补偿、养老和培养培训政策,为乡村医生搭建"留得住、能发展、有保障"的舞台,切实筑牢农村医疗卫生服务网底。

自2009年新一轮医药卫生体制改革实施以来,我国全民医保体系得以建立健全,农村基层医疗卫生机构服务条件显著改善,以全科医生为重点的基层人才队伍建设不断加强,农村基层医疗卫生服务长期薄弱的状况逐步改变,基本医疗卫生服务公平性和可及性明显提升。然而,必须认识到全面落实新时代我国卫生健康工作方针是一项长期艰巨的任务,优质医疗资源总量不足、结构不合理、分布不均衡,尤其是农村基层医疗卫生服务能力不足的问题尚没有获得根本性的改变,广大农村居民日益增长的对基本医疗卫生服务需要与基层卫生服务体系的服务能力尚不匹配。为此,近年来全国多地开展了以构建人为本的整合型医疗卫生服务体系,促进医疗卫生工作重心下移和资源下沉,提升基层服务能力,实现医疗卫生资源上下贯通,提升医疗卫生服务体系整体效能的改革探索,其中,以"紧密型县域医疗服务共同体"为代表的改革举措已被实践证明是走出基层医疗卫生发展困境,促进分级诊疗、提升基层卫生服务能力的可行方案。2019年5月,国家卫健委印发《关于推进紧密型县域医疗卫生共同体建设的通知》(国卫基层函〔2019〕121号),要求通过紧密型医共体建设,进一步完善县域医疗卫生服务体系,提高县域卫生资源配置和使用效率,到2020年,在500个县(含县级市、市辖区)初步建成服务、责任、利益、管理的共同体目标。

二、城市社区卫生服务体系改革

20世纪70年代,WHO在对世界卫生发展状况和社会经济及发展趋势进行系统分析,提出了一个预示全球卫生服务发展方向的新概念,即社区卫生服务。国内外实践经验表明,社区卫生服务是满足居民基本医疗卫生服务需求的最佳方式,在提供安全、有效、方便、经济、连续、综合的卫生服务方面具有不可替代的地位。

20世纪90年代初,我国在北京、天津、上海、深圳等大中型城市先后开展了以转变城市基层医疗卫生服务机构功能，推进城市社区卫生服务发展的改革试点，并取得积极效果。1997年，《中共中央、国务院关于卫生改革与发展的决定》（中发〔1997〕3号）作出"改革城市卫生服务体系，积极发展社区卫生服务，逐步形成功能合理、方便群众的卫生服务网络"的重要决策，标志着我国把积极发展社区卫生服务作为转变城市卫生服务模式的主要方式。1999年，国家卫生部确定北京、上海、天津、重庆等12个城市为全国城市社区卫生服务工作联系点，试点工作开始转为由政府统一领导下开展。1999年7月，国家卫生部等10部委联合发布我国第一个关于社区卫生服务的政策指导性文件《关于发展城市社区卫生服务的若干意见》（卫基妇发〔1999〕326号），《意见》明确了社区卫生服务的基本概念、发展社区卫生服务的总体目标和基本原则，提出2000年基本完成社区卫生服务的试点和扩大试点工作，2005年基本建成社区卫生服务体系框架，2010年全国范围内建成较为完善社区卫生服务体系等发展目标。为了政策细化和框架建设，国家卫生部于2000年以及2001年先后印发了《城市社区卫生服务机构设置原则》《城市社区卫生服务中心（站）设置指导标准》《城市社区卫生服务基本工作内容（试行）》等一系列文件。2002年8月，国家卫生部等11部委印发了《关于加快发展城市社区卫生服务的意见》（卫基妇发〔2002〕186号），确立了社区卫生服务建设的指导思想，着重从创造条件、加强政策措施、加强队伍建设、加强监督管理规范和加强领导推动等方面进一步提出要求，促进社区卫生服务的多元化发展。2006年2月，国务院印发《关于发展城市社区卫生服务的指导意见》（国发〔2006〕10号）提出到2010年，全国地级以上城市和有条件的县级市要建立比较完善的城市社区卫生服务体系的政策目标。随后，相关部门陆续制定颁发了9个配套文件，明确了社区卫生服务发展的指导思想、基本原则和工作目标，制定了社区卫生中心（站）基本标准、财政补助政策、机构设置和编制标准、医保政策和人才队伍建设等一系列政策措施。由此，我国城市社区卫生服务进入到了一个实质性的、快速发展阶段。

2009年，我国新一轮的医药卫生体制改革启动，《中共中央 国务院关于深化医药卫生体制改革的意见》（中发〔2009〕6号）明确提出完善以社区卫生服务体系为基础的新型城市医疗卫生服务体系。同时提出要加快建设以社区卫生服务中心为主体的城市社区卫生服务网络，完善服务功能，以维护社区居民健康为中心，提供疾病预防控制等公共卫生服务、一般常见病及多发病的初级诊疗服务、慢性病管理和康复服务；要转变社区卫生服务模式，逐步承担起居民健康"守门人"的职责。2015年，国家卫生和计划生育委员会基层卫生健康司发布《关于进一步规范社区卫生服务管理和提升服务质量的指导意见》（国卫基层发〔2015〕93号），《指导意见》以满足群众健康服务需求为导向，以提升社区卫生服务能力、提升居民感受度和服务质量为重点，从规范社区卫生服务机构设置与管理、加强社区卫生服务能力建设、转变服务模式和加强社区卫生服务保障和监督管理4个方面提出了17条具体措施。2016年，国务院发布《"十三五"深化医药卫生体制改革规划》（国发〔2016〕78号），提出要以常见病、多发病的诊断和鉴别诊断为重点，强化社区卫生服务中心基本医疗服务能力建设。同时指出要推动实施社区卫生服务提升工程，促进先进适宜技术的普及普惠，建立与开展分级诊疗工作相适应、能够满足基层医疗卫生机构实际需要的药品供应保障体系，推动建立医疗联合体，实施基层中医药服务能力提升工程等。

目前，我国城市社区卫生服务体系基本健全，服务功能逐步完善，在促进基本公共卫生服务均等化、维护社区居民健康等方面发挥了重要作用。然而，从城市卫生服务体系的整体来看，尚存在社区居民就医格局无序、服务体系碎片化等问题。从社区卫生服务自身来看，尚存在社区卫生服务能力不强、人才缺乏、社区居民信任度不高等问题，距离承担起居民健康"守门人"的职责尚有较大的差距。为此，近年来聚焦于调整优化医疗资源结构布局，促进医疗卫生工作重心下移和资源下沉，提升基层服务能力，上海、北京和重庆等城市开展了城市医疗联合体的改革探索。2017年，《国务院办公厅关于推进医疗联合体建设和发展的指导意见》（国办发〔2017〕32号）明确提出要以落实医疗机构功能定位、提升基层服务能力、理顺双向转诊流程为重点的医联体建设指导意见。2019 年。国家卫生健康委、国家中医药局下发《关于开展城市医疗联合体建设试点工作的通知》(国卫医函〔2019〕125 号),在各地推荐的基础上,结合医疗资源需求与布局等因素,在全国确定了 118 个城市作为医联体建设试点城市,为着力构建优质高效的城市医疗卫生服务体系探索可行的操作模式。

(丁　宏)

思考题

1. 我国基层卫生服务的发展方向是什么?

2. 我国基层卫生服务体系存在哪些问题?

3. 基层卫生服务机构在促进人群健康方面扮演什么角色?

第七章 健康体检业

 本章要点

1. **掌握** 健康体检的概念；体检套餐类型及意义；体检检后服务的内容；体检质量控制的概念与目的。

2. **熟悉** 健康体检机构类型；健康体检机构的设置；体检流程；体检质量控制的内容。

3. **了解** 健康体检业的发展历程与前景；健康体检的主要技术；体检报告撰写要求。

章前案例

随着人们健康素养的提高和单位对职工健康关注度的提升，许多单位职工加入了检后健康管理项目，通过健康管理中心的专业评估、干预和指导，在慢性病管理方面取得了明显的效果。下面以××银行为例简要介绍健康体检的项目设置和检后健康服务内容。

××银行现有职工452人，其中女性248人（已婚98人，未婚150人），男性204人，到××医院健康体检中心进行健康体检。体检中心根据性别、年龄结构、婚姻状态及工种区别，采用"1+X"模式制定了个性化的检查项目。体检前根据单位提供的体检人员名单确定体检项目，完成团体体检备单工作。体检当天进行分时段体检接待，采用身份证刷卡领取体检项目导诊单，完善健康信息问卷，合理安排体检流程。对于检中发现的重要异常及时通知，检后7个工作日出具体检报告及健康管理报告，并进行团队体检报告分析汇总，筛查出2名肿瘤患者，及时联系进一步检查治疗。中心将体检异常情况进行类别划分，有重要异常结果的受检者划分为Ⅰ类管理者，有慢性病且病情控制不理想的划分为Ⅱ类管理者，有慢性病病情稳定的划分为Ⅲ类管理者，没有慢性病健康状况较好的划分为Ⅳ类管理者。再将不同类别管理人员进行分组组合，分为5个小组，每组约90人，每个小组配备1名主治医师、2名健康管理师、2名护士（其中1人具有中级或中级以上职称），对管理对象进行健康体检报告解读、健康指导、相关疾病健康知识宣教及定期随访。采用：①定期（3个月）上门行血压、血糖、体重、腰围等检查；②定期（1个月）电话随访；③不定期通过网络、短信发送健康科普知识；④预约就诊的方式进行检后管理、随访。实施管理后3个月、6个月、12个月进行异常指标复查，经过完整管理周期的被管理人员在第12个月复查异常指标达标率达到60%。

第一节 健康体检概念与健康体检业发展现状

一、健康体检的概念及意义

健康体检（health checkup）是一种医疗行为，是通过医学手段和方法对无症状个体或群体的健康状况进行身体、心理检查，了解受检者身心健康状况，从而早期发现疾病线索和健康隐患的诊疗行为及过程。

通过对自身身体功能的了解和不良生活方式的剖析，在体检过程中获取健康知识、树立健康观念、提高健康素养，改变不良生活方式，避免致病危险因子产生。健康体检最重要的是为健康管理提供分析、评估、指导的依据，实现疾病防治关口前移，最终达到以最小的投入获取最大的健康产出的目的。

二、健康体检业的发展历程

健康体检发源于20世纪40年代的美国，随后在很多国家得到积极响应，先进的健康体检技术和健康管理理念不断涌现。20世纪80年代，健康体检理念传入我国。2002年，我国第一家专业的现代化体检机构成立；2003年后，随着政府的重视、民众健康意识和健康素养的提高，健康体检机构得到快速发展。

健康体检（管理）机构在我国蓬勃的发展，《健康体检管理暂行规定》及"基本目录"的起草，《中华健康管理学杂志》的创刊，《健康管理概念与学科体系的中国专家初步共识》的发表，《健康体检基本项目专家共识》的形成，都体现着我国健康体检行业由被动的"辨病体检"转变为"健康检测、健康评估与健康指导"的主动健康体检及检后管理服务。

三、健康体检业发展前景

悠悠民生，健康最大。习近平总书记在全国卫生与健康大会上指出"要倡导健康文明的生活方式，树立大卫生、大健康的观念，把以治病为中心转变为以人民健康为中心，建立健全健康教育体系，提升全民健康素养，推动全民健身和全民健康深度融合"。"健康中国2030"规划纲要中提出："共建共享、全民健康"是建设健康中国的战略主题。核心是以人民健康为中心，坚持以基层为重点，以改革创新为动力，预防为主，中西医并重，把健康融入所有政策，人民共建共享的卫生与健康工作方针，针对生活行为方式、生产生活环境以及医疗卫生服务等健康影响因素，坚持政府主导与调动社会、个人的积极性相结合，推动人人参与、人人尽力、人人享有，落实预防为主，推行健康生活方式，减少疾病发生，强化早诊断、早治疗、早康复，实现全民健康。

在"大健康"的政策环境下，健康机构顺应发展趋势，在医学目的与医学模式的转变中，健康体检机构的发展要与医疗服务结合，与保险结合，与精准医学结合，要实现健康管理全覆盖，健康体检智能化，健康体检学科化，随着健康体检机构不断发展和进步，健康体检（管理）这一新兴学科，有着巨大的发展前景。随着社会的进步，经济的发展，健康体检的理念将会被人们普遍接受，健康体检工作必将在国人实现"健康中国"的进程中发挥举足轻重的作用。

第二节　健康体检机构设置

一、健康体检机构的类型

按照体检机构的性质、隶属关系、运作模式等可将体检机构分为：

（一）综合医院设立的体检中心

如全国各级各类医院设立的体检中心，一般存在两种模式，一种是"医检共用"模式；另一种是"医检分离"模式，即独立的体检场所，专职的体检人员，配备体检专用的仪器与设备。

（二）独立的专业化体检机构

独立的专业化体检机构包含国有、民营及合资的独立体检机构，以公司化管理运作为框架，以市场发展需要为基础，社会、民间力量投资设立的以法人主体独立经营核算的体检机构。

二、健康体检机构的设置与管理

（一）体检机构场所要求

独立的健康体检及候检场所，场地设置要与功能实现相符合，并做到医、检分离。建筑总面积不少于 $400m^2$，医疗用房面积不少于总面积 75%，每个检查室面积不少于 $6m^2$，物理检查和辅助检查项目独立设置。整体建筑设施执行国家无障碍设计标准，符合消防、安全保卫、应急疏散等功能要求。

（二）体检机构科室设置及区域功能管理

依据《健康体检管理暂行规定》及健康体检中心的发展与职能而确定：

检前服务部：咨询室、登记处。

临床检查部：一般检查、内科、外科、眼科、耳鼻咽喉科、口腔科、妇科、体检结论与终检。

医技检查部：采血室、检验科、超声科、心电科、放射科、功能检查科。

资料核对部：负责各项化验、影像学、功能检查等报告单的查找、追踪；导检单的保管及整理；终检报告的核对。

报告终检部：出具健康体检报告及健康管理方案；对重大阳性体征、危急值进行及时登记及处理。

检后服务部：随访，健康宣教，满意度调查；对重大阳性体征及危急值进行通知、反馈及就医指导。

健康管理部：对当前和未来疾病发生风险进行评估，制定健康管理方案，进行干预、追踪、评价及管理。

客户服务部：团体体检接待与维护，体检投标工作；对外宣传；投诉接待与处理。

后勤管理部：餐饮的保障与安全；院感管理与保洁；突发事件应急处理；消防安全巡查与培训。

信息管理部：有条件的体检中心可单独成立，尚未成熟的可并入医院信息中心统一管理，主要负责信息开发、系统维护、信息安全等。

（三）体检机构人员要求

1. 医生和护士应具有本地执业资格并按时注册，体检医生的工作内容应与执业范围一致。

2. 医技人员的工作内容应与专业资质相一致，同时具备相应操作设备的上岗证。

3. 至少应有 2 名副高级以上专业技术职称的执业医师担任主检医生。

4. 每个临床、医技检查室至少有 1 名中级或以上专业技术职务任职资格的执业医师。

5. 至少有 10 名护士，其中至少有 5 名具有主管护师及以上专业技术职务任职资格。

6. 质量管理、健康管理、院感、体检资料管理、信息等岗位应当配备满足工作所需的相应人员。

三、体检机构工作流程及岗位职责

（一）体检机构工作流程

1. 检前工作流程

（1）预约：确认体检时间、告知体检注意事项和做好检前准备等。

（2）检前咨询：提供咨询服务，制订个性化体检套餐等。

（3）前台服务：建立电子档案、办理缴费、打印导检单及条码、身份核对、咨询解答等。

2. 检中工作流程

（1）问卷调查：了解受检者健康状况和健康风险因素。

（2）餐前检查：主要包括一般检查、采血、上腹部超声、14 碳呼气检测。

（3）就餐：防止因空腹时间过长引起过度饥饿，避免诱发潜在的疾病风险。

（4）餐后检查：物理检查、实验室检查、心电图、X线检查、超声检查（如心脏超声、甲状腺超声、妇科超声等）、功能检查。

（5）特殊检查：如胃镜、直肠结肠镜、动态心电图、阴道镜、乳腺钼靶、CT、MRI等。

3. 检后工作流程

（1）出具体检报告：汇总分析体检数据，采用双审制度出具报告。

（2）体检报告解读：使受检者了解自身健康状况及存在的危险因素，提出健康建议。

（3）检后医疗服务：指导受检者进行深度检查、就医或多学科会诊。

（4）健康管理方案：针对受检者存在的危险因素，制定健康管理方案。

（5）检后跟踪随访：开展针对性健康教育；对异常检测指标进行追踪、干预和评价，及时调整管理方案。

（二）体检机构岗位设置

1. 医生岗位：体格检查岗、辅助检查岗、主检岗。

2. 护理岗位：采血岗、一般检查岗、接待岗、导检岗、医生辅助岗、检后服务岗。

3. 医技岗位：放射检查岗、心电图检查岗、超声检查岗、其他功能检查岗。

4. 信息岗位：信息维护岗、信息管理岗。

5. 管理与保障岗位：主任（副主任）岗、护士长岗、对外联络岗、体检报告打印、装订岗、体检报告领取岗、物资供应岗。

（三）应急事件处理流程

常见的应急事件：环境风险应急事件（含受检者跌伤、消防器材和安全通道问题、停水、停电、断网等）、疾病风险应急事件（采血时引起晕厥、心脏骤停；紧张诱发高血压、心绞痛等旧疾；空腹引发低血糖反应等）。

建立健全对突发事件的应急管理、分级责任、点面结合，以属地管理为主的应急管理体制，同时建立健全应急保障体系。对突发事件的处理应防患于未然，预防和应急相结合，采用培训、检查、演练、考核等方式，提高全科人员应急处置能力。

四、健康体检的主要技术

（一）物理检查

物理检查通过运用视诊、触诊、叩诊、听诊、嗅诊的方法，初步了解体检者的健康状况、发现疾病的线索以及协助诊断疾病，是健康体检医生必须掌握的基本技能，是健康体检的第一步。

（二）检验检查

医学检验是运用物理学、化学、生物学、免疫学、遗传学等技术方法，对人体血液、体液、分泌物、排泄物及组织细胞等进行检验，协助明确诊断。

（三）影像学检查

超声检查在现阶段健康体检中起着重要作用，通过腹部、泌尿系统、妇科、乳腺、甲状腺、心脏、颈部动脉、四肢血管等超声检查，及时发现这类组织、器官的异常变化。

放射影像学检查应用于健康体检，为早期发现疾病提供了重要的技术支持，常用的放射影像检查有X线、CT、MRI。

（四）功能仪器检查

功能检查是临床诊疗过程中的一项重要手段，体检中常用的有：肺功能检测、心功能检测、脑血管功能检测、骨密度检测、健康体适能、人体成分分析等。

（五）内镜检查

健康体检内镜检查作为消化道疾病诊疗重要工具，可发现消化道癌前病变、早期肿瘤、隐匿疾病等,在健康体检中起着重要作用。

第三节　健康体检机构管理

一、健康体检套餐类型及意义

（一）体检套餐项目设置原则

1. 以健康评价和健康风险筛查为目的,重点掌握受检者健康状况、早期发现疾病线索。

2. 体检采用的技术方法或手段要科学适宜并有很好的可及性和可接受性。

3. 为保证健康体检的质量和安全,体检项目所采用的仪器、设备及试剂必须经国家食品药品监督管理总局（China Food and Drug Administration,CFDA）SFDA 认证、有正式批准文号。

（二）常见体检套餐类型及意义

采用"1+X"健康体检框架体系,"1"为基本体检项目,是对受检者整体健康状况和疾病风险作出科学评估的基础,包括健康体检自测问卷、体格检查、实验室检查、辅助检查、体检结论及建议等 5 个部分。"X"是专项体检项目,包括主要慢性非传染性疾病风险筛查及健康体适能检查项目,是实现受检者个体化、深度健康体检的前提。

二、健康体检流程及注意事项

（一）健康体检流程

见图 7-1。

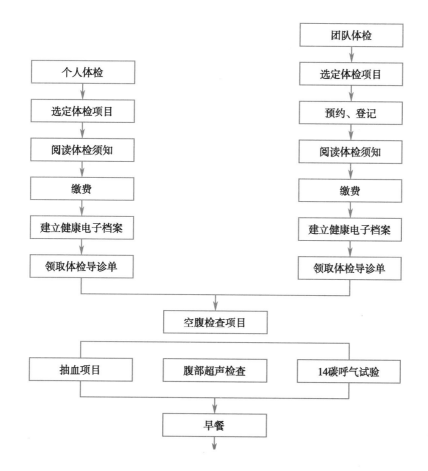

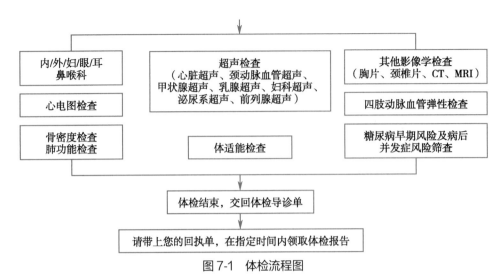

图 7-1　体检流程图

（二）健康体检注意事项

1. 检前注意事项　告知受检者检查时间、陪伴、饮食、活动、用药、着装等方面注意事项。

2. 检中注意事项　检查时受检者需精神放松，向主检医生如实告知既往病史，详细了解留取标本注意事项等。

3. 检后注意事项　保护受检者隐私权、知情权和选择权。

三、健康体检报告与规范体检流程图

健康体检报告的撰写要遵循以下原则：

（一）"一元化"原则

尽可能地按照《疾病和有关健康问题的国际统计分类》（ICD-10）的要求，给出"一元化"的诊断。

（二）排序原则

主检报告应根据对生命、生活质量影响的轻重缓急，按照疾病诊断、阳性结果、风险因素的顺序对本次健康体检结论进行科学排序。

（三）权威性原则

（四）时效性原则

（五）有效性原则

（六）动态化原则

（七）疾病诊断原则

直接确诊、联合确诊及疑似诊断。

（八）体检结论六要素原则

包括：定位、定性、分型、分级分度、分期分层及治疗评价。

四、健康体检检后服务

（一）危急值（critical values）与异常结果处理

1. 定义和分层　体检中发现的异常情况，并具有重要临床意义的检查结果，需立即复查、进一步检查或转介临床专科诊治。按照健康体检发现的重要异常结果的危急程度及干预策略将检后重要异常结果分成预警 A 及预警 B。

（1）预警 A：需要立即进行临床干预，否则危及生命的重要异常结果，即危急值。

（2）预警 B：需要临床进一步检查以明确诊断和 / 或需要医学治疗的重要异常结果。

Note

2. 异常结果处理流程（图 7-2）。

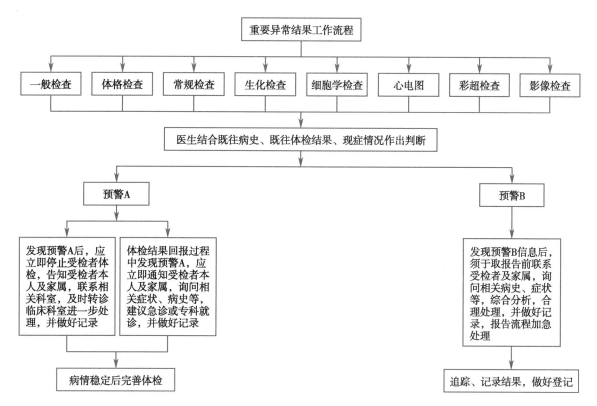

图 7-2 重要异常结果工作流程图

（二）检后随访工作

健康体检整体工作完成后，由检后服务部对体检客户进行定期随访。随访周期根据健康状况中异常结果严重程度分级而定。

（三）疑难报告会诊

对于体检发现需要多学科诊治的病人，可申请疑难病会诊。

（四）预约就诊服务

对于有异常结果需要转介临床诊治的客户，可提供预约就诊服务。

（五）健康宣教

常用方式：面对面、网络平台等。

第四节　健康体检医疗质量控制

一、体检质控的概念与目的

健康体检质量控制（quality control of health checkup）包括三方面：一是由医疗卫生管理部门制定的各项规定；二是来自卫生监督部门的执法监管及社会、行业的监督；三是医疗机构或体检机构自身对体检质量的控制和管理。

（一）诊疗质量是体检质量控制的根本

健康体检服务是医疗行为，须按照医疗机构进行医政管理，因此所有适用于医疗机构的法律、法规、规范性文件和地方性法规、国家标准和行业标准都适用于健康体检服务。

1. **医务人员**　医师和护士等医务人员需具备相应的执业资质和专业能力。

2. **医学检验** 严格遵照《医疗机构临床实验室管理办法》执行。

3. **医疗设备** 符合国家有关规定，并依法索证、建立年检台账和档案管理制度。不得使用未经国家批准或已明确废止和淘汰的医疗技术用于健康体检。

4. **外出健康体检** 应于组织外出前至少20个工作日，向核发其"医疗机构职业许可证"的卫生行政部门办理备案手续；并与委托单位签订《健康体检委托协议书》，确定双方的法律责任。

（二）影响体检质量的因素

1. 体检中心的环境。

2. 科学合理的体检布局。

3. 日平均体检人数。

4. 体检工作人员素质。

5. 体检费用。

6. 体检受检率。

7. 受检者的心理因素。

二、体检质控常用方法

（一）建立健全健康体检质量管理制度

包括：

1. 健康体检工作岗位和职责。

2. 健康体检操作信息查对制度。

3. 健康体检科室间会诊制度。

4. 健康体检疑难报告会诊讨论制度。

5. 健康体检检验"危急值"报告制度。

6. 健康体检高危异常检查结果登记告知制度。

7. 健康体检信息资料管理制度。

8. 健康体检医疗纠纷处理制度。

9. 健康体检医疗安全责任追究制度。

10. 健康体检质量控制定期评估制度等。

（二）健康体检环节质量控制

（三）卫生行政部门的监督和协调

全国多省市已成立健康管理质量控制中心，负责协调和引领区域内健康体检机构的质量控制和督查工作。

三、重要异常结果处理与传染病报告

（一）重要异常结果管理工作制度

1. 制定重要异常结果管理制度及报告流程。

2. 依据相关共识或标准，定期修正科室重要异常结果的定义及范围，补充完善确定的重要异常结果指标。

3. 建立《重要异常结果报告登记本》，详细记录，定期整理。

4. 加强对各岗位重要异常结果报告制度的落实情况，纳入机构绩效考核。

5. 定期加强机构全体人员对重要异常结果意义及重要性的学习。

（二）传染病报告制度

依照《传染病防治法》疫情报告规定执行。

四、院内感染的质控

按照《医院感染管理规范》《医疗废物管理条例》《预防医院内感染消毒隔离制度》做好感染防控的管理，包括体检环境的消毒、垃圾的分类处理、标本采集和转运、体检设备及无菌物品管理、手卫生等。

五、服务质量管理

（一）行风建设

医德医风建设是医疗机构提高服务质量的有效手段，也是体检机构提高服务水平与服务质量的有力保证。

（二）服务体系

1. **服务流程**　公示体检机构布局和体检基本流程，引导标识应准确清晰。

2. **便民措施**　设置与体检人数相适应的候检、用餐区域，条件具备时为受检者提供安全的随身物品存放方式。

3. **仪容仪表**　所有工作人员应佩戴身份识别卡，持证上岗，举止得体，仪表规范。

4. **服务能力**　应根据体检机构面积、功能设置和医务人员数量，确定相应的体检最高流量，并设置超流量预警方法，制定超高流量工作预案。

5. **隐私保护**

（1）应做到"一人一诊室"，为异性受检者检查时应有体检机构其他工作人员在场。

（2）完善保护受检者隐私的相关设施，需要暴露受检者躯体的物理检查和辅助仪器检查项目应配置遮挡帘等设施。

（3）加强体检机构对受检者体检信息的保护，受检者登录体检信息系统，查询相关信息，应设置加密系统。

（三）人才队伍建设

提高体检中心工作人员的服务水平和服务意识，是保证体检中心服务质量的基础。

六、健康档案的管理

（一）身份确认

可采用身份证识别和拍照存档等方式记录受检者身份信息。

（二）电子健康信息

以电子检查结果的规范储存为基础，建立个人电子健康档案，电子健康信息须有备份并永久保存。

（吴春维）

思考题

1. 简述健康体检的概念及意义？
2. 简述健康体检检后服务的内容包括哪些？
3. 如何做好体检环节中的质量控制？
4. 请浅谈您对健康体检业及其发展前景的认识。

|第八章| 中医药健康服务业

本章要点

1. **掌握** 中医药健康服务的概念和服务内容,每一种服务的专项管理。
2. **熟悉** 中医药健康服务的内涵。
3. **了解** 中医药健康服务管理的基本内容和发展现状。

章前案例

打造中医连锁医疗健康管理企业

　　广州某中医馆是怀揣着实践中医、推行中医梦想的一家中医连锁医疗集团,集传统中医医疗、传统中医特色教学、中医文化推广等为一体,总部设立在广州,目前全国已有36家分院,并具有社区医保。

　　部分医馆具备省市公费医疗定点资质。中医平台服务覆盖全国56个城市,拥有中医专家3 100余名,年门诊量超过500万人次,年回头率达82%。秉承"良心医、放心药"堂训,该中医馆提供推拿、艾灸、针灸、中药内服、外敷、外洗等各种疗法,全方位为民众提供正宗的中医药健康服务。邀请全国著名中药专家教授从选药厂、药种、药品等级的每一步都严格审定,因其严格的鉴药制度让名医专家放心用药,被患者称为"放心药"。

　　该中医馆发展迅速,除了国家对中医药健康服务业的政策支持外,主要得益于其自身的优势:首先,中医馆内专家资源丰富,拥有5名国医大师、24名国家级名老中医等共3 100名医生。通过名医驱动培养品牌价值,以医生带动患者。其次,中医馆运用大数据的手段进行后台分析,每个分院的负责人手机上安装实时更新数据指标的系统,运用信息化的手段对医馆进行高效管理。中医馆针对中医专家设立周回头率、月回头率、年回头率;针对患者设立高峰期收费等候时间、高峰期候药时间、高峰期候诊时间等指标,全面提升其服务效率与服务质量。另外,该中医馆与当地企业、高校、三甲医院进行战略资源整合,比如联合企业的 VIP 客户推出中医主题联名卡;携手中医类高校联合培养中医师和中医药健康服务管理人员,建立中医理论课程、专科课程、临床跟诊教学课程;与三级公立医院建立医联体合作关系等。

第一节　中医药健康服务与管理概述

一、中医药健康服务的渊源

　　在我国悠久浩瀚的中医发展道路上,早已出现健康管理的思想火花。在距今已有两千余年历史的中医学典籍《黄帝内经》中就已经孕育着"预防为主"的健康管理思想。如《素问·四气调神大论篇》指出："圣人不治已病治未病，不治已乱治未乱，此之谓也。夫病已成而后药之，乱已成而后治之，譬如有渴而穿井，斗而铸锥，不亦晚乎？"之后历代医家不断丰富和完善了"治未病"的含义。医圣张仲景十分重视防患于未然，提出"若人能养慎，不令邪风干忤经络……房室勿令竭乏，服食节其冷热苦酸辛甘，不遗形体有衰，病则无由入其腠理""见肝之病，知肝传脾，当先实脾"等，充分阐释了未病先防、既病防变的重要思想，且从养生、形体保健、生活方式等方面诠释了治未病的方法。清代医家叶天士提出"先安未受邪之地"的防治原则，即在疾病过程中要主动采取措施，阻止病情深入发展。以上思想观念奠定了后世中医学对健康进行系统服务与管理的理论根基。

从古至今，人们的发展和幸福都要依靠良好的生存环境以及健康的身体功能，将传统中医理论与现代医学概念相结合，中医药健康服务与管理理念应运而生。

二、中医药健康服务的内涵

中医药是中华民族的宝贵财富，为中华民族的繁衍昌盛作出了巨大的贡献。2013年10月14日国务院出台的"关于促进健康服务业发展的若干意见（国发〔2013〕40号）"文件中提到了"中医药医疗保健服务"的概念，文件将"全面发展中医药医疗保健服务"列为第四项主要任务，要求提升中医健康服务能力，推广科学规范的中医保健知识及产品。

2015年5月7日国务院出台《中医药健康服务发展规划（2015—2020年）》（以下简称《规划》），随着《规划》发布实施，我国第一次正式明确了中医药健康服务的概念和内涵。根据《规划》，中医药健康服务是运用中医药理念、方法、技术维护和增进人民群众身心健康的活动，主要包括中医药养生、保健、医疗、康复服务，涉及健康养老、中医药文化、健康旅游等相关服务。

第二节　中医药健康服务业发展现状

一、中医养生保健服务

（一）中医养生保健服务的主要内容

1. **概念**　中医养生保健服务，是指在治未病理念主导和中医药理论指导下，运用中医药技术方法，开展的保养身心、预防疾病、改善体质、增进健康的活动，包括非医疗机构和医疗机构提供的相关服务。

2. **服务内容**　中医养生保健服务内容主要包括中医健康状态辨识与评估、中医健康咨询指导、中医健康干预调理、中医健康教育等。

（1）中医健康状态辨识与评估是指在中医理论指导下，通过中医健康检查项目对服务对象的健康状态进行辨识评估。

中医健康状态辨识与评估类服务应当由具备中医医师资格人员开展，或者在具备中医医师资格人员的指导下开展。

（2）中医健康咨询指导是指为服务对象提供健康咨询服务，制定个性化健康调养方案，指导服务对象进行健康干预等。

（3）中医健康干预调理是指根据服务对象的调养方案，为服务对象提供独具中医特色的健康干预调理服务。对服务对象进行健康干预调理时可以使用按摩、刮痧、拔罐、艾灸、砭术、熏洗等中医药技术方法及以中医理论为指导的其他养生保健技术方法。

（4）中医健康教育包括向服务对象介绍中医养生保健的基本理念和常用方法，宣传常见疾病的中医养生保健知识，开展太极拳、八段锦等中医传统运动示范指导等。

（二）中医养生保健服务市场发展现状

近年来，随着人们生活水平的提高以及对健康越来越重视，人体调理需要"三分治，七分养"的理念深入人心，中医养生保健服务市场发展迅速。根据国家《中医药发展"十三五"规划》提出，为加快发展中医养生保健服务，所有二级以上中医医院需设立治未病科，30%的妇幼健康服务机构需提供治未病服务，所有社区卫生服务机构、乡镇卫生院以及50%的村卫生室必须开展中医健康干预服务。但是目前基层医疗卫生服务及中医工作仍是薄弱环节，各基层医疗卫生机构中医科室建设普遍较弱，需要更多专业的理论和实践指导。

二、中医医疗服务

（一）中医医疗服务的主要内容

1. 概念　中医医疗机构从事医疗服务活动，应当充分发挥中医药特色和优势，遵循中医药自身发展规律，运用传统理论和方法，结合现代科学技术手段，发挥中医药在防治疾病、保健、康复中的作用，为群众提供价格合理、质量优良的中医药服务。

2. 服务内容　一般中医医疗服务内容包括中医门诊服务和中医住院服务。

中医医疗服务是由中医医疗机构和其他医疗机构的中医药卫生资源共同组成。主要的中医医疗服务提供者包括各级综合性中医医院、中医专科医院、综合医院中医科、社区卫生服务机构（乡镇卫生院中医科）及中医门诊部和中医诊所（村卫生室）。其中各级综合性中医医院、中医专科医院、综合医院中医科主要提供中医门诊服务和中医住院服务；社区卫生服务机构（乡镇卫生院中医科）及中医门诊部和中医诊所（村卫生室）一般提供中医门诊服务。

（二）中医医疗服务市场发展现状

近年，随着国家"振兴中医药事业"战略的逐步实施，中医药产业发生了巨大变化。2018年，全国中医类医疗卫生机构总诊疗人次达10.7亿人次，比上年增加0.5亿人次（增长5.2%）。其中：中医类医院6.3亿人次（占58.8%），中医类门诊部及诊所1.8亿人次（占16.6%），其他医疗机构中医类临床科室2.6亿人次（占24.5%）。2018年，全国中医类医疗卫生机构出院人数3 584.7万人，比上年增加293.7万人（增长8.9%）。其中：中医类医院3 041万人（占84.8%），中医类门诊部0.7万人，其他医疗卫生机构中医类临床科室542.9万人（占15.1%），见表8-1。

表8-1　全国中医类医疗卫生机构医疗服务量

指标	诊疗人次/万人次		出院人数/万人	
	2017年	2018年	2017年	2018年
中医类总计	101 885.4	107 147.1	3 291.0	3 584.7
中医类医院	60 379.8	63 052.7	2 816.1	3 041.0
中医医院	52 849.2	54 840.5	2 481.9	2 661.3
中西医结合医院	6 363.0	6 821.0	259.9	288.0
民族医医院	1 167.5	1 391.1	74.3	91.8
中医类门诊部	2 322.6	2 821.0	1.2	0.7
中医门诊部	2 063.9	2 504.8	1.1	0.6
中西医结合门诊部	253.0	310.0	0.1	0.1
民族医门诊部	5.7	6.2	—	—
中医类诊所	13 660.9	14 973.2	—	—

续表

指标	诊疗人次 / 万人次		出院人数 / 万人	
	2017 年	**2018 年**	**2017 年**	**2018 年**
中医门诊所	10 894.3	11 993.5	—	—
中西医结合诊所	2 644.4	2 856.9	—	—
民族医门诊所	122.2	122.8	—	—
其他医疗卫生机构中医类临床科室	25 522.2	26 300.3	473.7	542.9
中医类服务量占医疗服务总量的 %	15.9	16.2	13.6	14.1

三、中医特色康复服务

（一）中医特色康复服务的主要内容

1. 概念　中医特色康复服务是指以中医基础理论为指导，采用相关中医康复治疗手段，对病后的患者进行辨证康复，使患者机体生理上功能上的缺陷得以改善或恢复正常的服务。

2. 服务内容　中医特色康复的基本观点为整体康复、辨证康复和功能康复。整体康复观是根据天人相应，人与自然、社会相统一的观点，通过顺应自然，适应社会，整体调治，达到人体形神统一。辨证康复是辨证论治在康复中的具体体现。根据辨证的结果，确定相应的康复原则，并选择适当的康复方法，促使患者康复的思想，称为辨证康复观。根据中医学的恒动观，注重功能训练，运动形体，促进气血流通，以恢复患者脏腑生理功能和生活、工作能力的思想，称之为功能康复观。

在历代医家的不断完善下，中医特色康复服务主要运用动静结合、药食结合、内治与外治结合、调神与养形结合的方法。具体的方法有：调摄情志法、娱乐法、传统体育法、自然沐浴法、针灸推拿法、饮食法、药物法等。

（二）中医特色康复服务市场的发展现状

近几年来，尤其是我国加入世界贸易组织（World Trade Organization，WTO）后，大大增加了中医药进入国际市场的机会。中医康复医疗在中医境外医疗服务中拥有巨大的市场或市场潜力。在欧美和其他国家，针灸、按摩、自然疗法、食疗药膳均有了广泛的应用。在国内，随着医学模式的转变和人们健康水平的提高，接受中医康复医疗的患者日益增多。中医康复医疗在国内医药市场中显示出较强的竞争势头，正逢大好的发展机遇。

四、中医药健康养老服务

（一）中医药健康养老服务的主要内容

1. 中医药健康养老服务概念　中医药健康养老服务，是运用中医药（民族医药）理念、方法和技术，为老年人提供连续的保养身心、预防疾病、改善体质、诊疗疾病、增进健康的中医药健康管理服务和医疗服务，包括非医疗机构和医疗机构提供的相关服务，是医养结合的重要内容。服务对象不仅包括健康、亚健康老年人，还包括慢性病、残障、恢复期及绝症晚期等生活不能自理的老年人。

2. 中医药健康养老服务的提出　养老服务业是最典型和最大的老龄产业。发展中医药健康养老服务，是应对人口老龄化、加快推进健康中国建设、全方位全周期保障人民健康的重要举措，对于满足老年人养生保健和看病就医等健康需求，提高生命生活质量，释放养老消费潜力，对于稳增长、促改革、调结构、惠民生和全面建成小康社会，具有重要意义。

（二）中医药健康养老服务业发展现状

中医药在改善老年人亚健康状态、防治老年病和慢性病方面有明显作用，同时中医药的"简便验廉"特点能减轻老人和政府医疗负担。2015 年以来,国家相继发布《中医药健康服务发展规划(2015—2020 年)》和《中医药发展战略规划纲要(2016—2030 年)》,要求探索中医医院与养老机构合作新模式,研发多元化多层次中医药健康管理服务。全国各地积极发展具有中医药特色的养老机构,探讨中医药与养老服务结合的优势与前景,为实现"老有所养、老有所医"目标而努力。

五、中医药文化和健康旅游产业

(一)中医药文化和健康旅游产业的主要内容

中医药文化产业是健康产业与文化产业的结合,主要借助传媒、科技手段,将中医药的属性,蕴含的历史、地理、民族习俗、风土人情、文学艺术、道德规范、行为规范、价值观念等人文元素进行文化加工,以市场需求为导向,实现其经济价值的全新产业,涉及科研、教育、医疗、休闲娱乐、国际交流合作与传播等各个领域。

中医药健康旅游产业是以独特且底蕴深厚的中医药资源为载体,以传承弘扬和创新发展传统中医药为目标,同时与传统自然观光旅游产业及健康服务产业相统一并融合的新产业:集旅游、度假、休闲、购物、文化文娱、养生、保健、疗养、康复、科普、科考等为一体的新型产业。

(二)中医药文化和健康旅游业发展概况

2016 年,国家中医药管理局发布了国家中医药健康旅游示范区基地和项目,计划用 3 年左右时间,在全国建成 10 个国家中医药健康旅游示范区,100 个示范基地,1 000 个示范项目。截至 2018 年 3 月,已经有 15 个国家级健康旅游示范基地,北京昌平中医药文化博览园等 73 家单位为第一批国家中医药健康旅游示范基地创建单位。

海南提出打造国家级中医康复保健旅游示范基地,建设国际科学养生岛发展养生旅游。浙江先后打造了一批中医药特色小镇、中医药特色街区、中医药主题民宿等中医药旅游产品,认定了 21 个中医药文化养生旅游示范基地。广东省中医药管理局与省旅游局联手,评选出首批 19 家"广东省中医药文化养生旅游示范基地",率先在全国打响"中医药文化养生旅游"的品牌,探索和推动中医药文化养生旅游走产业化发展之路。北京市朝阳区作为北京市中医服务贸易示范区,在中医药服务贸易领域,初步构建了中医药服务贸易统计指标体系;部分医院推出中医药国际医疗服务包。

六、中医药健康服务相关支撑产业

(一)中医药健康服务相关支撑产业主要内容

1. **支持相关健康产品研发、制造和应用**　鼓励研制便于操作使用、适于家庭或个人的健康检测、监测产品以及自我保健、功能康复等器械产品。通过对接研发与使用需求,加强产学研医深度协作,提高国际竞争力。发展中医药健康服务产业集群,形成一批具有国际影响力的知名品牌。

2. **促进中药资源可持续发展**　促进中药材种植业绿色发展,加快推动中药材优良品种筛选和无公害规范种植,健全中药材行业规范,加强中药资源动态监测与保护,建设中药材追溯系统,打造精品中药材。开展中药资源出口贸易状况监测与调查,保护重要中药资源和生物多样性。扩大中药材种植和贸易。

3. **大力发展第三方服务**　开展第三方质量和安全检验、检测、认证、评估等服务,培育和发展第三方医疗服务认证、医疗管理服务认证等服务评价模式,建立和完善中医药检验检测体系。发展研发设计服务和成果转化服务。发挥省级药品集中采购平台作用,探索发展中医药电子商务。

(二)中医药健康服务相关支撑产业发展概况

2018 年,国家中医药管理局、科技部近日印发《关于加强中医药健康服务科技创新的指导意见》(以下简称《意见》)提出,通过科技创新丰富中医药健康服务产品种类,拓宽服务领域,提升中医药健康服务能力与水平。对于发展目标，《意见》提出，到 2030 年，建立以预防保健、医疗、康复的全生命周期健康服务链为核心的中医药健康服务科技创新体系，完善"产学研医用"协同创新机制，中医药健康服务科技创新能力与创新驱动能力显著提升。

七、中医药服务贸易

（一）中医药服务贸易的主要内容

1. **概念**　中医药服务贸易是在中国的中医药服务经济的基础上，通过中医药国际交流与合作发展起来的。中医药服务贸易涉及医疗、教育、科研、产业等领域，是在中医药国际交流与合作的背景下使用的一个概念，它指的是不同国家和地区之间所发生的与中医药服务相关的买卖与交易活动。

2. **服务内容**　商务部等 14 个部门《关于促进中医药服务贸易发展的若干意见》（商服贸发〔2012〕64 号）提出，中医药服务贸易应在医疗、科研、教育、文化等领域建立全方位、多层次的市场推进模式。中医药服务贸易内容包括医疗服务、教育服务、科研服务、商务服务、文化服务、中医药主题的旅游服务。并且服务贸易内容是有主次之分的，医疗服务、教育服务、科研服务、商务服务、文化服务是主要内容，而中医药主题的旅游服务处于次要地位。

（二）中医药服务贸易的发展现状

近年来，中国中医药服务的国际化步伐明显加快，不仅中医药服务应用的范围在不断扩大，而且中医药服务贸易的规模也在不断扩大。据不完全统计，国家卫生健康委员会签署的对外合作协议中，有 120 多个协议都与中医药有关，其中 70 多项是专门针对中医药的协议。截至目前，中医药已传播到 183 个国家和地区，全球已有 194 个国家和地区有中医医疗机构；我国已同国际组织、外国政府和地区签署了 86 个中医药合作协议；上述国家和地区各类中医药从业人员约 30 万人，中医医疗（含针灸）机构 8 万多家；中医先后在澳大利亚、加拿大、奥地利、新加坡、越南、泰国、阿联酋和南非以国家或地方政府立法形式得到确认。中医药内容还被纳入了 14 个自由贸易协定，国际市场需求巨大。

第三节　中医药健康服务的管理

一、中医药健康服务的管理基本内容

（一）管理原则

1. 是把提升全民健康素质作为中医药健康服务发展的出发点和落脚点，区分基本和非基本中医药健康服务，实现两者协调发展，切实维护人民群众健康权益。

2. 是强化政府在制度建设、政策引导及行业监管等方面的职责。发挥市场在资源配置中的决定性作用，充分调动社会力量积极性和创造性，不断增加中医药健康服务供给，提高服务质量和效率。

3. 是坚持中医药原创思维，积极应用现代技术方法，提升中医药健康服务能力，彰显中医药特色优势。

4. 是加快科技转化，拓展服务范围，创新服务模式，建立可持续发展的中医药健康服务发展体制机制。

（二）管理目标

1. **中医药健康服务提供能力大幅提升**　中医医疗和养生保健服务网络基本健全，中医药健康服务人员素质明显提高，中医药健康服务领域不断拓展，基本适应全社会中医药健康服务需求。

2. 中医药健康服务技术手段不断创新　以中医药学为主体,融合现代医学及其他学科的技术方法,创新中医药健康服务模式,丰富和发展服务技术。

3. 中医药健康服务产品种类更加丰富　中医药健康服务相关产品研发、制造与流通规模不断壮大。中药材种植业绿色发展和相关制造产业转型升级明显加快,形成一批具有国际竞争力的中医药企业和产品。

4. 中医药健康服务发展环境优化完善　中医药健康服务政策基本健全,行业规范与标准体系不断完善,政府监管和行业自律机制更加有效,形成全社会积极支持中医药健康服务发展的良好氛围。

二、中医药健康服务的专项管理

（一）大力发展中医养生保健服务

1. 治未病服务能力建设　在中医医院及有条件的综合医院、妇幼保健院设立治未病中心,开展中医健康体检,提供规范的中医健康干预服务。

2. 中医特色健康管理合作试点　建立健康管理组织与中医医疗、体检、护理等机构合作机制,在社区开展试点,形成中医特色健康管理组织、社区卫生服务中心与家庭、个人多种形式的协调互动。

3. 中医养生保健服务规范建设　加强中医养生保健机构、人员、技术、服务、产品等规范管理,提升服务质量和水平。

（二）加快发展中医医疗服务

1. 中医专科专病防治体系建设　建立由国家、区域和基层中医专科专病诊疗中心三个层次构成的中医专科专病防治体系。优化诊疗环境,提高服务质量,开展科学研究,发挥技术辐射作用。

2. 基层中医药服务能力建设　在乡镇卫生院、社区卫生服务中心建设中医临床科室集中设置、多种中医药方法和手段综合使用的中医药特色诊疗区,规范中医诊疗设备配备。加强基层医疗卫生机构非中医类医生、乡村医生中医药适宜技术培训。针对部分基层常见病种,推广实施中药验方,规范中药饮片的使用和管理。

3. 非营利性民营中医医院建设　鼓励社会资本举办肛肠、骨伤、妇科、儿科等非营利性中医医院;发展中医特色突出的康复医院、老年病医院、护理院、临终关怀医院等医疗机构。

4. 民族医药特色健康服务发展　支持发展民族医特色专科。支持具备条件的县级以上藏、蒙、维、傣、朝、壮、哈萨克等民族自治地方设置本民族医医院。规范发展民族医药健康服务技术,在基层医疗卫生服务机构推广应用。

（三）发展中医特色康复

根据区域卫生规划,加强中医特色康复医院和中医医院康复科服务能力建设。支持县级中医医院指导社区卫生服务中心、乡镇卫生院、残疾人康复中心、工伤康复中心、民政康复机构、特殊教育学校等机构,开展具有中医特色的社区康复服务。

（四）发展中医药养老服务

开展中医药与养老服务结合试点,探索形成中医药与养老服务结合的主要模式和内容。包括:发展中医药健康养老新机构,以改建转型和社会资本投入新建为主,设立以中医药健康养老为主的护理院、疗养院;探索中医医院与养老机构合作新模式,延伸提供社区和居家中医药健康养老服务;创新老年人中医特色健康管理,研究开发多元化多层次的中医药健康管理服务包,发展养老服务新业态;培育中医药健康养老型人才,依托院校、中医医疗预防保健机构建立中医药健康养老服务实训基地,加强老年家政护理人员中医药相关技能培训。

（五）促进中医药文化和健康旅游产业发展

1. 加强中医药文化全媒体传播与监管评估 建设一批中医药文化科普宣传教育基地。依托现有公园设施，引入中医药健康理念，推出一批融合健康养生知识普及、养生保健体验、健康娱乐于一体的中医药文化主题园区。

2. 中医药文化大众传播工程 推进中医中药中国行活动。通过中医药科普宣传周、主题文化节、知识技能竞赛、中医药文化科普巡讲等多种形式，提高公众中医养生保健素养。建设中医药文化科普队伍，深入研究、挖掘、创作中医药文化艺术作品，开展中医药非物质文化遗产传承与传播。

3. 中医药健康旅游示范区建设 发挥中医药健康旅游资源优势，整合区域内医疗机构、中医养生保健机构、养生保健产品生产企业等资源，引入社会力量，打造以中医养生保健服务为核心，融中药材种植、中医医疗服务、中医药健康养老服务为一体的中医药健康旅游示范区。

（六）加快中医药健康服务相关产业发展

1. 协同创新能力建设 以高新技术企业为依托，建设一批中医药健康服务产品研发创新平台，促进产品的研发及转化。

2. 中医药健康产品开发 加强中医诊疗设备、中医健身产品、中药、保健食品研发，重点研发中医健康识别系统、智能中医体检系统、经络健康辨识仪等中医健康辨识、干预设备；探索发展用于中医诊疗的便携式健康数据采集设备，与物联网、移动互联网融合，发展自动化、智能化的中医药健康信息服务。

3. 第三方平台建设 扶持发展第三方检验、检测、认证、评估及相应的咨询服务机构，开展质量检测、服务认证、健康市场调查和咨询服务。支持中医药技术转移机构开展科技成果转化。

4. 中药资源动态监测信息化建设 提供中药资源和中药材市场动态监测信息。

（七）大力发展中医药服务贸易，推进中医国际发展

1. 中医药服务贸易先行先试 扶持一批市场优势明显、具有发展前景的中医药服务贸易重点项目，建设一批特色突出、能够发挥引领辐射作用的中医药服务贸易骨干企业（机构），创建若干个综合实力强、国际影响力突出的中医药服务贸易重点区域。发展中医药医疗保健、教育培训、科技研发等服务贸易，开发国际市场。

2. 中医药参与"一带一路"建设 遴选可持续发展项目，与丝绸之路经济带、21 世纪海上丝绸之路共建国家开展中医药交流与合作，提升中医药健康服务国际影响力。

3. 民族医药健康产业区 以丝绸之路经济带、中国—东盟（10+1）、澜沧江—湄公河对话合作机制、大湄公河次区域等区域次区域合作机制为平台，在边境地区建设民族医药产业区，提升民族医医疗、保健、健康旅游、服务贸易等服务能力，提高民族医药及相关产品研发、制造能力。

三、中医药健康服务管理保障措施

（一）中医药健康服务政策保障

2015 年国务院办公厅印发了《中医药健康服务发展规划（2015—2020 年）》，这个规划是我国第一个关于中医药健康服务发展的国家级规划，对于全面发展中医药事业，构建中国特色的服务体系，深化医药卫生体制改革，提升全民健康素质以及转变经济发展方式具有十分重要意义。这个规划当中提出了在切实保障人民群众基本医疗卫生服务需求的基础上，要充分释放中医药健康服务的潜力和活力，充分激发并满足人民群众多层次、多样化的中医药健康需求，坚持以人为本、服务群众，政府引导、市场驱动，中医为体、深化特色，深化改革、创新发展的基本原则，力争到 2020 年基本建立起中医药健康服务体系，中医药健康服务成为我国健康服务业的重要力量和国家竞争力的重要体现，成为推动经济社会转型发展的重要力量。

（二）中医药健康服务人才培养

推动高校设立健康管理等中医药健康服务相关专业，拓宽中医药健康服务技术技能人才岗位设置，逐步健全中医药健康服务领域相关职业（工种）。促进校企合作办学，着力培养中医临床紧缺人才和中医养生保健等中医药技术技能人才。规范并加快培养具有中医药知识和技能的健康服务从业人员，探索培养中医药健康旅游、中医药科普宣传、中医药服务贸易等复合型人才，促进发展中医药健康服务与落实就业创业相关扶持政策紧密衔接。

（三）中医药健康服务市场监督

建立健全中医药健康服务监管机制，推行属地化管理，重点监管服务质量，严肃查处违法行为。建立不良执业记录制度，将中医药健康服务机构及其从业人员诚信经营和执业情况纳入统一信用信息平台，引导行业自律。在中医药健康服务领域引入认证制度，通过发展规范化、专业化的第三方认证，推进中医药健康服务标准应用，为政府监管提供技术保障和支撑。

（四）中医药健康服务氛围营造

加强舆论引导，营造全社会尊重和保护中医药传统知识、重视和促进健康的社会风气。支持广播、电视、报刊、网络等媒体开办专门的节目栏目和版面，开展中医药文化宣传和知识普及活动。弘扬大医精诚理念，加强职业道德建设，不断提升从业人员的职业素质。开展中医药养生保健知识宣传，应当聘请中医药专业人员，遵守国家有关规定，坚持科学精神，任何组织、个人不得对中医药作虚假、夸大宣传，不得以中医药名义谋取不正当利益。依法严厉打击非法行医和虚假宣传中药、保健食品、医疗机构等违法违规行为。

（汤少梁）

思考题

1. 什么是中医药健康服务？其包括具体哪几个方面的服务？

2. 如何看待中医药健康服务所面临的机遇和挑战？

3. 结合国内外医疗现状，谈谈应如何推动中医药健康服务业的发展，走向国际。

第九章 | 健康养老服务业

本章要点

1. **掌握** 老龄化、健康老龄化的内涵。
2. **熟悉** 我国老龄化现状及特点；健康养老服务业现状。
3. **了解** 政策支持健康养老服务业发展现状；医养结合健康养老内涵；健康养老服务业监管。

章前案例

2019 年 2 月，广州市政府办公厅印发了《关于全面放开养老服务市场提升养老服务质量的通知》（以下简称《通知》）。《通知》表示，到 2020 年，广州将实现养老机构医养结合全覆盖，责任保险全覆盖，符合条件的养老机构全部纳入长期护理保险范围，养老机构护理型床位占比达到 50%。并试行高龄重度失能老年人照护商业保险。

据广州市五星级民营养老机构 ×× 养老院负责人介绍，"离家近，有长护险"已经成为广州老年人选择养老机构的标准。自 2017 年 8 月 1 日开展长护险试点工作以来，截至 2018 年 9 月 30 日，广州市共有 4 087 人享受了长护险待遇，基金累计支付约 7 078.93 万元，人均累计支付 17 320.6 元，人均每月支付 2 318.38 元，大大减轻参保人及其家属的经济负担。

上述 ×× 养老院，成立于 2007 年，通过内设医务室和开设护理院，实现医养结合，现有医养结合型护理床位 2017 张，两个老院区均为广州市五星级养老机构和首批长期照护险试点机构，平均入住率一直保持在 90% 以上。此外，×× 养老院所属的 ×× 养老社区服务有限公司，以机构为依托，拓展社区居家养老服务，为老年人提供生活照料、助餐配餐、医疗护理、康复保健等多层次、专业化服务。

第一节　健康养老服务业发展基础

一、老龄化与健康老龄化

（一）我国老龄化进程

当一个国家或地区 60 岁以上老年人口占人口总数的 10%，或 65 岁以上老年人口占人口总数的 7%，即意味着这个国家或地区处于老龄化社会。世界卫生组织对发展中国家老年人的年龄划分标准为≥60 岁。我国于 1999 年进入老龄化社会，2018 年年末 60 周岁及以上人口 24 949 万人，占总人口的 17.9%。我国的老龄化进程正以每年新增 1 000 万人的速度快速发展。据世界卫生组织预测，到 2050 年，中国将有 35% 的人口超过 60 岁，成为世界上老龄化最严重的国家。

（二）我国老龄化特点

1. 老年人口基数大　联合国发布的《世界人口展望：2017 年修订版》数据显示，2017 年我国 60 周岁及以上老龄人口约占世界 60 岁以上人口的 25%。

2. 老龄化进程快　根据国际通行标准，65 岁以上老年人口达到总人口的 7% 即进入老龄化社会，达到总人口数的 14% 即进入深度老龄化。从进入老龄化过渡到深度老龄化，中国用了 25 年（2000—2025 年），而法国为 115 年，美国为 69 年，英国为 46 年，德国为 42 年。

而且，我国老龄人口占总人口比重将在未来 30 年内快速上升。根据联合国 2017 年人口展望数据，我国 65 岁以上人口将在 2060 年左右达到最高峰，预计将达到约 3.93 亿人。同期我国人口可能正处于人口高峰后的下滑阶段，届时 65 岁以上人口占比将达到 30.52%，老龄化问题在未来几十年间快速激化（图 9-1）。

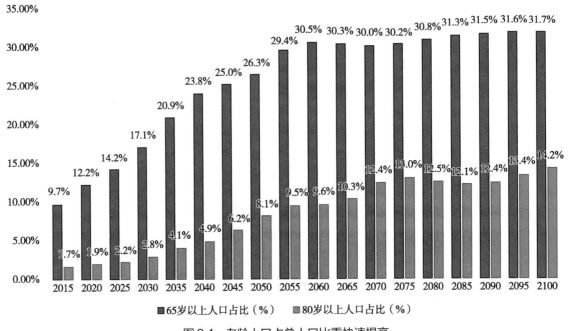

图 9-1　老龄人口占总人口比重快速提高

3. 高龄化与失能化　我国 80 岁以上高龄老年人口的增长速度，相较于 60 岁以上老龄人口的增长速度，其上升趋势更为明显。2015 年，我国 80 岁以上高龄老年人口为 2 300 万，预计 2050 年此人口数约 1.1 亿，是 2015 年的 4.83 倍。"高龄"意味着该年龄段的老年人在生活自理方面的能力下降。因此，与高龄老人人口规模不断扩大相应，失能老年人的绝对规模也在迅速增加。2015 年，全国城乡失能、半失能老年人口在老年人口中的占比 18.3%，总量约为 4 063 万，完全失能老年人近 1 000 万人。预计 2020 年失能老年人将达到 4 200 万，2050 年将达到 9 750 万。

4. 慢性病高发　根据原国家卫生和计划生育委员会的调查，2016 年我国约 1.5 亿老人患有慢性病，且多病共存现象普遍，老年人患 1 种慢性病的比例为 33.6%，患 2 种及以上慢性病的比例为 16.2%，91.2% 的已故老人死于慢性病。此外，全球老年痴呆症患者已接近 4 700 万人，截至 2015 年的统计，我国的患者约 950 万人，且每年平均有 30 万新发病例，是世界上老年痴呆症患者最多的国家。

5. 未富先老　我国人口老龄化与社会经济发展水平不相适应。欧美发达国家进入老龄化社会时，人均 GDP 一般在 5 000～10 000 美元左右。而我国开始人口老龄化时人均 GDP 刚超过

1 000 美元,是典型的"未富先老"国家。

（三）健康老龄化

健康是促进人的全面发展的必然要求,是经济社会发展的基础条件,是民族昌盛和国家富强的重要标志,也是广大人民群众的共同追求。没有全民健康,就没有全面小康。党的十九大报告明确提出"实施健康中国战略",把人民健康放在优先发展的战略地位。

健康老龄化,即从生命全过程的角度,从生命早期开始,对所有影响健康的因素进行综合、系统的干预,营造有利于老年健康的社会支持和生活环境,以延长预期健康寿命,维护老年人的健康功能,提高老年人的健康水平。"十三五"期间,我国健康老龄化,围绕着国民经济和社会发展目标,优化老年医疗卫生资源配置,加强宣传教育、预防保健、医疗救治、康复护理、医养结合和安宁疗护工作,建立覆盖城乡老年人的基本医疗卫生制度,构建与国民经济和社会发展相适应的老年健康服务体系,持续提升老年人的健康水平。

二、健康养老服务需求

根据老年人的自理能力不同,可以将老年期分为自理的低龄活跃期、部分失能期、失能期。以上不同时期的老年人对健康养老服务的需求不同。低龄活跃期老年人,特点为生活能够完全自理,大多患有一种以上慢性疾病。目前,低龄活跃老年人对健康养老服务的需求,更多的是健康体检、运动健身、营养指导等疾病预防保健需求,慢病治疗需求、健康旅游等健康服务需求以及社区食堂、老年教育、金融理财等非健康服务需求。这些需求的载体,以全龄社区或活跃长者社区、旅居养老、健康管理中心、社区医疗机构等为主。部分失能期及失能期老年人,特点为生活部分自理或完全不能自理,表现为在自身清洁、修饰、穿衣、移动等方面出现不同程度的自理困难。此阶段的老年人,是健康养老服务的刚需人群。在日常生活照料方面的需求主要包括饮食照料、身体清洁、家务料理、代为购物、陪同就医等。此外,患有慢性疾病的部分失能期及失能期老年人还有疾病治疗需求,对于机构或社区、居家环境下提供的康复护理的需求也更为迫切。如:社区居家养老的老年人,渴望得到社区提供的家庭医生和上门诊疗服务;高龄失能及认知功能障碍老年人,需要社区嵌入式机构养老服务或护理院等更为专业的护理服务;慢病亚急性期的老年人,则需要康复医院为其提供专业康复服务等。

三、政策支持健康养老服务业发展

为积极应对人口老龄化,维护老年人的健康功能,提高老年人的健康水平,近年来我国出台了一系列政策,支持健康养老服务业发展。如《国务院关于加快发展养老服务业的若干意见》（国发〔2013〕35 号）、《国务院关于促进健康服务业发展的若干意见》（国发〔2013〕40 号）、原国家卫生和计划生育委员会、国家发展和改革委员会、教育部等 13 部门联合印发《"十三五"健康老龄化规划》《国务院办公厅关于推进养老服务发展的意见》（国办发〔2019〕5 号）等。近年来,支持健康养老服务业发展的政策主要聚焦在以下方面:

（一）推进医养结合服务,鼓励医疗机构转型

1. 统筹医疗服务与养老服务资源,建立健全医疗卫生机构与养老机构合作机制,合理布局养老机构与老年病医院、老年护理院、康复疗养机构等,形成规模适宜、功能互补、安全便捷的健康养老服务网络。

2. 重点发展医养结合型养老机构,增加养护型、医护型养老床位,提高养老服务有效供给。到 2020 年每千名老年人口拥有养老床位数达到 35～40 张,其中护理型床位比例不低于 30%。

3. 完善治疗—康复—长期护理服务链,发展和加强康复、长期护理、老年病和慢性病管理、安宁疗护等接续性医疗机构。支持有条件的养老机构按相关规定申请开办康复医院、护理院、中

医医院、安宁疗护机构或医务室、护理站等。盘活现有老年服务医疗资源,将资源利用率较低的医疗机构转型为康复医院、护理院、临终关怀机构等,财政予以资金支持。

4. 加强综合医院(含中医医院)康复医学建设,三级医院全部设置康复医学科。有条件的二级以上综合医院应当开设老年病科,增加老年病床数量,做好老年慢病防治和康复护理。推动二级以上综合性医院与老年护理院、康复疗养机构、养老机构内设医疗机构等之间的转诊与合作。

5. 推进医疗卫生服务延伸至社区、家庭,推动基层医疗卫生机构积极开展老年人医疗、康复、护理、家庭病床等服务,为老年人提供连续性的健康管理和医疗服务,推动居家老年人长期照护服务的发展。

6. 鼓励社会力量以多种形式开展医养结合服务。针对老年人健康养老需求,鼓励社会力量,通过市场化运作方式,举办医养结合机构以及老年康复、老年护理等专业医疗机构。

(二)充分发挥中医药特色,推动中医药养老服务

1. 充分发挥中医药在养生保健和疾病康复领域优势 积极发展中医药健康养老服务,推动中医医院参与养老服务及养生保健、医疗、康复、护理服务。

2. 推动发展中医药(民族医药)特色医养结合服务 推动二级以上中医医院开设老年病科,鼓励有条件的地区以中医药健康养老为主的护理院、疗养院,促成有条件的养老机构设置以老年病、慢性病防治为主的中医诊室。支持养老机构开展融合中医特色的老年人养生保健、医疗、康复、护理服务。支持养老机构与中医医疗机构合作。

3. 发挥中医药特色,提供老年健康多元化服务 开展老年人中医药健康管理服务项目,扩大覆盖广度和服务深度。根据老年人不同体质和健康状态提供更多中医养生保健、疾病防治等为主的健康指导。

(三)积极发展老年健康产业,扩大养老服务消费

1. 以老年人多样化需求为导向,推动老年健康产业发展 结合老年人身心特点,大力推动健康养生、健康体检、心理咨询、运动康复、医疗旅游等多样化健康服务。大力提升药品、医疗器械、康复辅助器具、老年健身产品等研发制造技术水平,扩大健康服务相关产业规模。

2. 扩大养老服务消费 研究建立健全长期照护服务体系,推动形成符合国情的长期护理保险制度框架,发展养老普惠金融,促进老年人消费增长。

3. 推进信息技术支撑健康养老发展,发展智慧健康养老新业态 充分运用互联网、物联网、大数据等信息技术手段,创新健康养老服务模式,提升健康养老服务覆盖率和质量效率。

(四)促进健康养老服务业发展的保障体系

1. 加强医疗、护理保障体系建设 健全基本医疗保障制度,巩固提高保障水平。全面实施城乡居民大病保险制度。在地方试点基础上,探索建立长期护理保险制度。鼓励发展与基本医保相衔接的老年商业健康保险,满足老年人多样化、多层次的健康保障需求。进一步加大对贫困老年人的医疗救助力度。

2. 切实加强老年健康服务人员队伍建设,提高队伍专业化、职业化水平 将老年医学、康复、护理人才作为急需紧缺人才纳入培训规划,加强专业技能培训。加快培养老年医学、康复、护理、营养、心理和社会工作等方面的专业人才。

3. 土地、物业支持 统筹利用闲置资源发展养老服务。鼓励盘活存量用地用于养老服务设施建设,符合条件的可以利用集体建设用地兴办养老服务设施,切实缓解养老服务设施建设用地的需求压力。鼓励民间资本对企业厂房、商业设施及其他可利用的社会资源进行整合和改造,用于养老服务。

4. 金融支持 完善财政支持政策,建立健全针对高龄、失能老年人的补贴制度,加大投入,支持养老服务设施建设,切实落实养老机构相关税费优惠政策,鼓励各地向符合条件的各类养老

机构购买服务等。积极创新适合养老服务业特点的信贷产品和服务；拓宽有利于养老服务业发展的多元化融资渠道。

第二节 健康养老服务业发展现状

健康养老服务业以维护和促进老年人群身心健康为目标，主要指的是为老年人提供保健 - 预防 - 治疗 - 康复 - 长期照护 - 安宁疗护等系列健康服务的综合性服务体系。随着我国老龄化程度不断加深，老年健康服务需求日益增加。而我国目前尚未建立起适应老年人健康需求的综合性、连续性的服务体系。此外，我国老年健康保障政策效率有待提高，老年健康制度体系有待进一步完善。尤其是失能及残疾老年人迫切需要的长期护理保险制度尚未建立，老年人的长期护理费用没有制度性保障来源。本节主要立足于我国养老服务体系，描述健康养老服务现状。

一、"居家为基础、社区为依托、机构为支撑"的养老服务体系

（一）"9073""9064"的养老服务体系格局

2013 年出台的《国务院关于加快发展养老服务业的若干意见》明确提出中国养老服务业的发展目标，即到 2020 年，全面建成以居家为基础、社区为依托、机构为支撑的，功能完善、规模适度、覆盖城乡的养老服务体系。目前，北京、上海等城市出台了"9073"或"9064"的养老服务体系发展策略，即 90% 的老年人居家养老、6%～7% 社区养老、3%～4% 机构养老。

因为"养儿防老"的传统思想，大多数老年人不愿意到养老机构进行养老，而是希望在家中由儿女照顾。因此，居家养老应运而生。居家养老服务，是以家庭为核心、以社区为依托，为居住在家的老年人提供以解决日常生活困难为主要内容的社会化服务。主要形式为由服务人员上门为老年人提供服务。目前，我国居家养老服务内容以家政服务为主，以康复护理、医疗保健、心理咨询等服务内容为辅。

社区养老服务，是以社区为依托，以老年人日间照料、生活护理和精神慰藉为主要内容，以社区托养为主要形式，并引入养老机构专业化服务方式的养老服务。例如，社区日间照料中心或养老服务驿站，配备基本养老服务设施设备，可提供老年人助餐、助洁、助浴、日常活动、认知功能训练等日托服务。

机构养老服务，是为老年人提供饮食起居、清洁卫生、生活照料、基础护理、精神慰藉等服务的养老机构提供的综合性为老服务。养老机构不仅要满足老年人的衣、食、住、行等基本生活照料需求，还要满足老年人的疾病预防保健、康复、护理及精神文化、心理与社会等需求。

（二）养老服务体系建设现状

民政部发布的《2017 年社会服务发展统计公报》数据显示，全国各类养老服务机构和设施 15.5 万个，比上年增长 10.6%。其中，注册登记的养老服务机构 2.9 万个，社区养老机构和设施 4.3 万个，社区互助型养老设施 8.3 万个；各类养老床位合计 744.8 万张，比上年增长 2%（每千名老年人拥有养老床位 30.9 张），其中社区留宿和日间照料床位 338.5 万张。

（三）养老服务体系的结构性问题

目前，我国养老服务体系仍然存在诸多问题，包括老年医疗卫生服务机构、康复医院、护理院等面向刚需的机构数量有限且地区分布不均；认知功能障碍、照护、安宁疗护等机构严重缺乏；为社区和居家老人提供健康服务的能力亟待加强；从事老年健康服务的人员数量不足，尤其是基层人才严重缺乏；医养结合服务工作刚刚起步；政策体系尚不健全；老年健康的评价体系有待完善等。

二、医养结合健康养老服务

自 2013 年 9 月国务院发布《关于加快发展养老服务业的若干意见》（国发〔2013〕35 号）首次提出"积极推进医疗卫生与养老服务相结合"开始，打造"医、养、护、康"四位一体的医养结合型养老服务成为养老服务发展的关键。"医养结合"型养老服务模式，是解决老年人"健康"刚需，提高服务的专业化程度及核心竞争力的必要模式。

（一）"医养结合"的重要意义

由于既往医疗卫生体系与养老服务体系相对独立，单纯的养老服务体系仅能够提供简单的生活照料，不能满足老年人对于专业化的健康、医疗、护理、康复等服务需求。而现有的医疗卫生服务体系不提供生活照料。此外，随着深度老龄社会的步步逼近，各种慢性疾病井喷，半数以上老年人患有慢性疾病，这部分医保支出占比巨大。由于健康服务的缺失，大量养老床位闲置的情况下，患病老年人把医院当作养老院，在医院"压床"，加剧了医疗资源紧张，严重消耗医保基金。

为了控制医保费用，务必深入推进"分级诊疗"制度，重点关注老年人这个医保支付的重点人群，建立医联体和医养结合体，推进养老服务体系供给侧结构性改革，强大其健康服务功能，利用养老床位存量资源，以较低成本满足老年人的健康刚性需求。因此，医养结合是在"医保控费"及"分级诊疗"制度的背景下提出，又对进一步实现"分级诊疗"和"医保控费"产生积极重要的推动作用。

（二）"医养结合"的内涵

"医养结合"中"养"的概念，主要是指清洁、饮食、排泄、移动等生活照料服务，精神慰藉服务，文化娱乐活动服务等。"医养结合"中的"医"不是单纯指医生的诊疗服务，而应该站在医学学科体系角度，将其理解为"健康"。"医养结合"型养老服务，即健康养老服务，指的是为老年人提供保健 - 预防 - 治疗 - 康复 - 长期照护 - 安宁疗护等系列服务的综合性服务体系。

（三）"医养结合"的模式

医养结合是一种养老服务供给方式，应该与机构养老、社区养老、居家养老相结合，以不同形式实现医养结合型养老服务供给。

1. **养老机构通过独立设置、配套设置、协议合作实现医养结合**　有条件的大型养老机构可采取独立设置医院、康复院、护理院或社区卫生服务中心（站）等形式；中小型养老机构，可以通过配套设置医务室、护理站或引入周边医疗机构分支机构等形式；对于周边医疗资源丰富、自身难以独立设置或配套设置医疗机构的小微型养老机构，则可采取与周边医疗机构成立医养联合体或签订合作协议等方式实现医养结合。

2. **医疗机构通过内设或转型实现医养结合**　医疗机构可以通过建设老年病专科医院，有条件的二级以上综合医疗机构开设老年病科，医疗机构内设养老机构或鼓励资源利用率不高的医疗机构通过功能转型成为护理院或康复院等形式，提高医养结合养老服务的专业化程度。尤其是，通过盘整存量资源，适时适量地将部分资源利用率不高的一级或城区二级医疗机构进行结构和功能调整，将其转型为康复院或护理院，明确其提供医养服务的功能和任务，能够分流大型医疗机构急性期后患者，缓解医疗资源紧张，提高床位利用效率，也有利于一级或城区二级医疗机构摆脱发展乏力的困境，构建功能互补的"医养"服务网络，实际解决老年人刚性需求。

3. **社区、居家医养结合养老服务的构建**　为了满足社区及居家不同养老服务对象的多样化、个性化需求，需要构建包括社区嵌入式养老照料中心、养老驿站或日间照料中心、社区卫生服务站、老年饭桌和活动中心、家庭病床五位一体的服务网络，将健康服务与日常生活照料、精神慰藉等养老服务深度融合。

（四）"医养结合"为国家战略

2016 年 10 月，《"健康中国 2030"规划纲要》将医养结合上升为国家战略，明确提出推动医养结合，为老年人提供治疗期住院、康复期护理、稳定期生活照料、安宁疗护一体化的健康和养老服务，促进慢性病全程防治管理服务同居家、社区、机构养老紧密结合。鼓励社会力量兴办医养结合机构等。2016年以来，国家先后在90个城市开展医养结合试点，在日常生活照料的基础上，为老人提供医疗护理服务。

第三节　健康养老服务业管理

一、国家机构改革，国家卫生健康委员会接手老龄工作管理

目前，由于我国老年人医疗卫生支出攀升、老年人健康状况堪忧、老年期以前的健康问题带来老龄期健康状况的恶化等，老龄工作的重心逐渐转变为健康问题。在健康中国战略下，医养结合，即健康养老服务成为养老服务的核心内容。为适应需要，2018年10月，国家卫生健康委员会成立了老龄健康司，承担全国老龄工作委员会的具体工作，负责拟订应对人口老龄化、医养结合政策措施，综合协调、督促指导、组织推进老龄事业发展，承担老年疾病防治、老年人医疗照护、老年人心理健康与关怀服务等老年健康工作。民政部设立养老服务司，负责统筹推进、督促指导、监督管理养老服务工作，拟订养老服务体系建设规划、法规、政策、标准并组织实施，承担老年人福利和特殊困难老年人救助工作。

二、全面开放养老服务市场，加强监管，提升养老服务质量

养老服务业既是涉及亿万群众福祉的民生事业，也是具有巨大发展潜力的朝阳产业。近年来，我国养老服务业快速发展，产业规模不断扩大，服务体系逐步完善，但仍面临供给结构不尽合理、市场潜力未充分释放、服务质量有待提高等问题。随着人口老龄化程度不断加深和人民生活水平逐步提高，老年群体多层次、多样化的服务需求持续增长，对扩大养老服务有效供给提出了更高要求。为促进养老服务业更好更快发展，2016年12月，国务院办公厅印发《关于全面放开养老服务市场提升养老服务质量的若干意见》，提出：

（一）要进一步降低准入门槛，积极引导社会资本进入养老服务业，推动公办养老机构改革，充分激发各类市场主体活力。

（二）改善结构，突出重点。将养老资源向居家社区服务倾斜，向农村倾斜，向失能、半失能老年人倾斜。进一步扩大护理型服务资源，大力培育发展小型化、连锁化、专业化服务机构。

（三）鼓励创新，提质增效。树立健康养老理念，注重管理创新、产品创新和品牌创新，积极运用新技术，培育发展新业态，促进老年产品种类丰富多样、养老服务方便可及。

（四）强化监管，优化环境。完善监督机制，健全评估制度，推动行业标准化和行业信用建设，加强行业自律，促进规范发展，维护老年人合法权益。

此后，民政部等部门，出台了系列政策，加快推进养老服务放管服改革。包括，简政放权、放管结合、优化服务，要求养老服务业加大"放"的力度，强化"管"的能力，提高"服"的水平。放管服的改革，是把管理的重心转移到养老服务运营的过程管理上来。2018年7月，国务院常务会议研究决定取消养老机构设立许可，在提请修法后实施。2018年12月29日，《中华人民共和国老年人权益保障法》相关内容修改为：设立公益性养老机构，应当依法办理相应的登记。设立经营性养老机构，应当在市场监督管理部门办理登记。养老机构登记后即可开展服务活动，并向县级以上人民政府民政部门备案。地方各级人民政府加强对本行政区域养老机构管理工作的领导，建立养老机构综合监管制度。本次修改标志着养老机构设立许可的行政壁垒正式取消，健康养老服务市场将进入快速发展阶段。

（臧少敏）

思考题

1. 我国老龄化现状及特点是什么？
2. 简述我国养老服务体系建设现状。
3. 简述医养结合的内涵及模式。

第十章 健康信息服务业

本章要点

1. **掌握** 健康信息与健康信息管理的内涵；全民健康信息化管理平台的总体框架要点；居民健康档案管理服务流程；互联网医疗管理的主要内容。

2. **熟悉** 健康信息服务业技术创新态势；医院信息平台总体框架和技术架构；区域卫生信息平台总体框架和技术架构；居民健康档案服务对象及内容。

3. **了解** 健康信息技术发展趋势及价值；智慧养老的内涵及智慧医养大数据公共服务平台的系统架构。

章前案例

教育部健康养老大数据应用创新中心建设分析

数据中国"百校工程"是教育部学校规划建设发展中心与××公司共同实施的产教融合项目。该项目以产教融合、校企合作的模式，打造兼具人才培养、科研创新和服务行业与地方发展功能的"大数据应用协同创新网络"，借此在百行百业普及并渗透大数据思维与技术，推动中国大数据创业的生态发展。2018年，教育部学校规划建设发展中心、××公司与××学院签署合作协议，共同建设数据中国"百校工程"项目"健康养老大数据应用创新中心"，中心将围绕健康养老、健康教育、慢病管理三大养老与老年健康领域开展科研、教学及社会服务工作。

智慧医养大数据公共服务平台是中心正在进行的项目之一，该平台以社区和居家养老老人为主要服务对象，运用物联网、大数据、云计算、人工智能、"互联网+"等先进技术手段，建立起基于大数据的医养结合分析及调度系统，精准为老年用户提供便捷的线上线下服务。

目前，智慧医养大数据公共服务平台已在我国西部某省建有12个应用示范点，项目覆盖人群已达20余万，相关应用示范点获全国基层卫生信息化应用创新"最具潜力奖"，被中国老龄事业发展基金会确定为"全国智慧社区养老示范单位"，国家卫生健康委员会授予"优质服务示范社区卫生服务中心"称号。"前沿科技专注智慧医养，便捷高效引爆银发群体"，校地企合作新模式助推智慧医养造福千家万户，让科技更贴心，老人更安心，家人更放心。

第一节　健康信息管理概述

健康信息管理是健康管理研究及实践的主要组成部分，健康信息管理平台是健康信息管理的重要载体。2016年10月国务院印发《"健康中国2030"规划纲要》中强调要完善人口健康信息服务体系建设，"全面建成统一权威、互联互通的人口健康信息平台，规范和推动'互联网+健康医疗'服务,创新互联网健康医疗服务模式,持续推进覆盖全生命周期的预防、治疗、康复和自主健康管理一体化的国民健康信息服务";要推进健康医疗大数据应用体系建设,"推进基于区域人口健康信息平台的医疗健康大数据开放共享、深度挖掘和广泛应用,全面深化健康医疗大数据在行业治理、临床和科研、公共卫生、教育培训等领域的应用,培育健康医疗大数据应用新业态",同时加强"健康医疗大数据相关法规和标准体系建设,强化国家、区域人口健康信息工程技术能力"。

一、信息与健康信息管理的概念

(一)信息与信息管理的概念

信息是客观事物的存在状态和运动特征的表现形式,在信息管理领域,一般认为"信息是经过加工的数据,它对接收者有用,对决策或行为有现实的、潜在的价值"。信息一般经由两种方式从信息产生者向信息接收者传递:一种是由信息产生者直接流向信息接收者,称为非正规信息流;另一种是信息在信息系统的控制下流向信息接收者,称为正规信息流。

信息管理,是指对人类社会信息活动的各种相关因素(主要是人、信息、技术和机构等)进行计划、组织、控制和协调,以实现信息资源的合理利用与有效开发的过程。

(二)健康信息与健康信息管理的概念

健康信息(health information),顾名思义就是与人的健康相关的信息,主要包括人体生物信息和疾病相关信息等。由于人们的主要健康信息一般都是在接受健康服务(预防、保健、体检、治疗、康复)等过程中发现和记录的,所以健康信息主要来源于各类卫生服务记录。常见的健康信息主要来源于三个方面:一是卫生服务过程中的各种服务记录;二是定期或不定期的健康体检记录;三是专题健康或疾病调查记录。

健康信息管理是对健康管理工作中信息活动的各种要素进行合理的计划、组织与控制,以及为实现健康信息资源的充分开发和有效利用进行的综合管理过程。健康信息管理是围绕健康信息的收集、传输、存储、加工、利用的一系列活动。现代健康信息管理通常需要在健康信息技术的支持下,综合利用多种技术手段来实现健康管理的目的。

二、健康信息的合理利用

健康信息是可以被健康管理者利用的关键资源,可用于个体及群体健康状态的评价、健康风险的评估、健康干预及健康教育等。

(一)个体层面

个人健康信息是个人信息的组成部分,是指一个人从出生到死亡的整个过程中,其健康状况的发展变化情况以及所接受的各项卫生服务记录的总和。在健康管理中,个人健康信息可用来分析、评价其健康状况和健康危险因素,并据此制订有针对性的个人健康管理计划,提出具体的健康改善目标和健康干预方案。

(二)群体层面

监控管理机构通过对群体健康信息的收集处理,分析目标人群的主要健康问题、主要危险因素等,并通过危险因素的处理以及讲座、咨询、个别指导、重点服务等方式,落实干预措施,提高人群的健康水平。

三、健康信息技术

(一)健康信息技术发展趋势

近年来,随着信息技术的不断发展,特别是基于多感知器和智能终端的健康数据采集技术、基于云平台的分布式存储与并行计算技术、动态大数据的实时处理及非结构化数据处理技术、多元异构数据的深度整合技术、移动互联及物联技术、深度学习与人工智能技术等的突破，将为健康医疗信息化驱动的创新应用提供强有力的技术支撑，也进一步推动着服务模式的不断创新。与此同时，国家以及地方技术标准及服务标准也不断制定和完善。

（二）健康信息新技术的价值

1. 推动健康管理个性化　覆盖全体居民的电子健康档案云平台，能让每个人都拥有一份标准化的电子健康档案，并能及时方便地更新完善健康医疗数据，使个人健康管理更加精细化；基于个人健康档案开发的多种信息系统，将有助于实现集预防、治疗、康复和健康管理于一体的个人全生命周期的健康管理；通过个人健康档案进行的健康评估及健康干预将使健康管理更加结合个人特质，给每个人带来个性化的体验。

2. 促进服务模式智能化　移动互联和人工智能是创新健康医疗服务模式的重要技术支撑。比如，通过可穿戴设备收集个人健康数据，应用大数据处理技术，预测个体的疾病易感性、药物敏感性等；基于深度学习和人工智能开发的智能平台及影像辅助诊断、病理辅助诊断、全科辅助决策等。

3. 催生健康服务新业态　移动互联和人工智能的快速发展和广泛应用将催生健康服务新业态，使居家养老、居家照护、医养结合等健康服务更加智能化和便捷化；基于新的通信技术的远程医疗、互联网医院也逐渐进入寻常百姓家。

四、健康信息服务业技术创新态势

近年来，随着健康信息技术的发展以及国家政策环境的大力支持，我国健康信息服务业取得了长足的发展，智慧医疗与智慧养老、智慧社区建设形成良性互动，信息化成为健康医疗服务模式转变的重要推动力。

（一）云计算

云计算具有超大规模、高度扩展性、高度可靠性、虚拟性、按需服务、通用性、廉价性等特点。云计算的发展给健康信息化带来了新的发展机遇，它加快了健康信息资源的建设，实现了信息资源共享，提高了整个医疗机构服务水平。云计算的引入将极大改变医疗行业的面貌，未来云计算将在商业模式、个性化医疗服务、家庭医疗服务、公众健康和新兴市场医疗等五个方面改变整个医疗行业和人们的生活。

（二）物联网

针对包括医疗卫生在内的公共服务领域，国务院提出了"发挥物联网技术优势，促进社会管理和公共服务信息化，扩展和延伸服务范围，提升管理和服务水平，提高人民生活质量"的明确要求。移动医疗是物联网在医疗卫生领域应用的主要方向，社区医疗健康管理是物联网在医疗卫生领域最重要的应用场景。

（三）移动互联

毋庸置疑，移动互联网与医疗健康服务的革新协作模式将为医疗卫生行业带来巨大改变。线上的医医交互、医患交互、患患交互模式都在倒逼现有服务模式的转变，未来移动健康、移动医疗行业发展给了人们无限的遐想空间。

（四）智慧医疗大数据

《国务院办公厅关于促进和规范健康医疗大数据应用发展的指导意见》指出，要坚持以人为本、创新驱动，规范有序、安全可控，开放融合、共建共享的原则，大力推动政府健康医疗信息系统和公众健康医疗数据互联融合、开放共享，积极营造促进健康医疗大数据安全规范、创新应用的发展环境。未来大数据分析可以在疾病监控、辅助决策、健康管理、医保监管等领域发挥重要作用。

（五）人工智能

人工智能在健康管理领域主要包括健康评估、疾病诊断、辅助决策等。据前瞻产业研究院发布的《中国智慧健康产业发展前景预测与投资战略规划分析报告》统计数据显示，2010 年智慧健康产业市场规模已突破 200 亿元，2015 年中国智慧健康产业市场规模达到 666 亿元，2018 年中国智慧健康产业市场规模将达 944 亿元，未来中国智慧健康产业千亿级市场规模静待开启。

第二节　健康信息管理平台

随着我国的健康医疗大数据进入快速应用发展阶段，互联网和信息化手段为健康医疗效率的提高提供了全新的发展机遇，健康信息管平台建设取得了丰硕的成效。

一、全民健康信息化管理平台建设

（一）整体规划

国家高度重视全面健康信息化管理平台建设工作，先后出台了《关于加快推进人口健康信息化建设的指导意见》《"十三五"全国人口健康信息化发展规划》等文件规划。2014 年，国家层面作出了医疗信息化的顶层设计"4631-2 工程"，其中，"4"代表 4 级卫生信息平台，分别是：国家级人口健康管理平台、省级人口健康信息平台、地市级人口健康区域信息平台及区县级人口健康区域信息平台；"6"代表 6 项业务应用，分别是：公共卫生、医疗服务、医疗保障、药品管理、计划生育、综合管理；"3"代表 3 个基础数据库，分别是：电子健康档案数据库、电子病历数据库和全员人口个案数据库；"1"代表 1 个融合网络，即人口健康统一网络；最后一个"2"是人口健康信息标准体系和信息安全防护体系。

（二）总体框架要点

"十三五"期间，中国人口健康信息化总体框架的要点是"开展医疗宽带、医疗物联网、互联网＋健康医疗服务等试点示范""探索基于互联网的健康医疗服务"等内容。到 2020 年，建成系统化的中国人口健康信息化框架，包括：全国互联互通的人口健康信息服务体系，实现卫生计生一网覆盖、居民健康一卡通用、健康信息资源统一融合；建立人口全覆盖、生命全过程、中西医并重、工作全天候的全民医疗健康信息服务机制；建立健康医疗大数据分析应用法律制度，支撑业务集成、跨部门协同、社会服务和科学决策；制定健康信息消费政策制度，发展个性化医疗服务，创新智能医疗业态和运行模式，实现预防、治疗、康复和健康管理的一体化。

二、基于电子病历的医院信息平台

（一）概述

基于电子病历的医院信息平台（electronic medical record based hospital information platform）是以患者电子病历的信息采集、存储和集中管理为基础，连接临床信息系统和管理信息系统的医疗信息共享和业务协作平台，是医院内不同业务系统之间实现统一集成、资源整合和高效运转的基础和载体。医院信息平台也是在区域范围支持实现以患者为中心的跨机构医疗信息共享和业务协调服务的重要环节。

（二）医院信息平台总体框架和技术架构

1. 医院信息平台总体框架　医院系统平台总体框架主要包括基础设施、信息资源中心，医院信息平台服务、基于医院信息平台的应用、标准规范和信息安全等。

2. 医院信息平台技术架构　由于不同医院的业务侧重点不同，信息平台技术架构呈现出多样化的趋势，核心部分是医院信息平台以及基于医院信息平台的应用系统。医院信息平台总体参考技术架构图（图 10-1）。

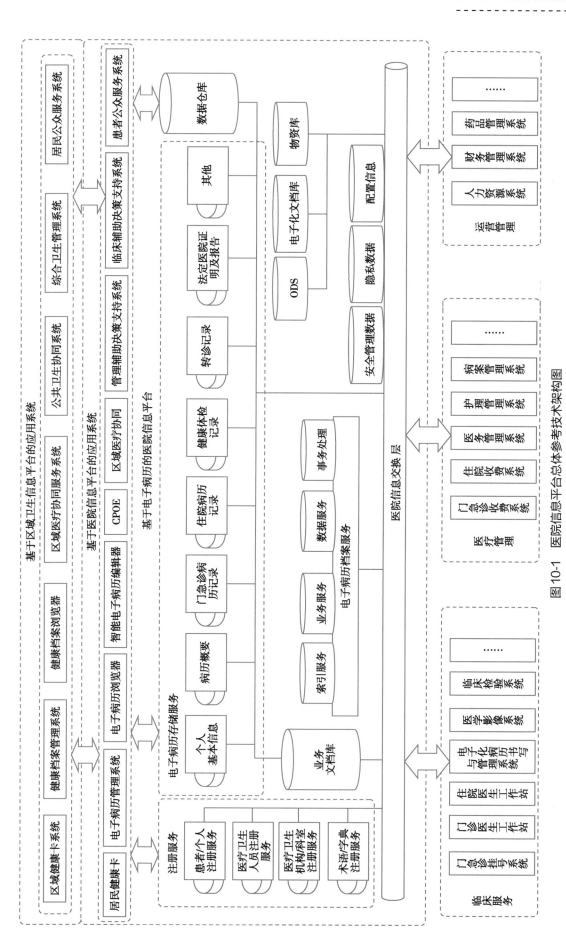

图 10-1　医院信息平台总体参考技术架构图

三、基于居民健康档案的区域卫生信息平台

（一）概述

基于居民健康档案的区域卫生信息平台（EHR-based regional health information platform）是以区域内健康档案信息的采集、存储为基础，连接区域内各类医疗卫生机构及各类业务应用系统，能够自动产生、分发、推送工作任务清单，为区域内各类卫生机构开展医疗卫生服务活动提供支撑的卫生信息平台。

（二）区域卫生信息平台总体框架和技术架构

1. **区域卫生信息平台总体框架**　区域卫生信息平台总体框架包括信息基础设施、信息资源中心、区域卫生信息平台服务、基于区域卫生信息平台的应用、标准规范、信息安全。

2. **区域卫生信息平台技术架构**　区域卫生信息平台包括展现服务层、服务组合层、业务服务层、数据服务层、访问服务层、安全与服务管理等，包含健康档案整合服务、健康档案管理服务、健康档案调阅服务、健康档案存储服务等服务内容。区域卫生信息平台总体参考技术架构图（图 10-2）。

四、居民健康档案管理服务规范

（一）服务对象

辖区内常住居民（指居住半年以上的户籍及非户籍居民）。以 0～6 岁儿童、孕产妇、老年人、慢性病患者、严重精神障碍患者和肺结核患者等人群为重点。

（二）服务内容

1. **居民健康档案的建立**　辖区居民到基层医疗卫生机构接受服务时，由首诊医生负责为其建立居民健康档案，并根据其主要健康问题和卫生服务需要填写相应记录，同时为服务对象填写并发放《居民健康档案信息卡》；通过入户服务（调查）、疾病筛查、健康体检等多种方式，由基层医疗卫生机构责任医护人员分期、分批在居民家中或工作现场为辖区内重点人群建立居民健康档案，并根据其主要健康问题和卫生服务需要填写相应记录；在医疗卫生服务提供过程中建立的健康档案相关记录表单，装入居民健康档案袋统一存放，有条件的地区录入电脑，建立电子化健康档案。

2. **居民健康档案的使用**　已建档居民到基层医疗卫生机构复诊时，应持《居民健康档案信息卡》，在调取其健康档案后，由接诊医生根据复诊情况，及时填写和更新 / 补充相应记录内容；入户医疗卫生服务时，应事先查阅服务对象的健康档案并携带相应表单，在服务过程中记录、补充相应内容；需要转诊、会诊的服务对象，由接诊医生填写转诊、会诊记录；所有的服务记录由责任医生统一汇总、及时归档。

（三）服务流程

居民健康档案管理服务流程（图 10-3）。

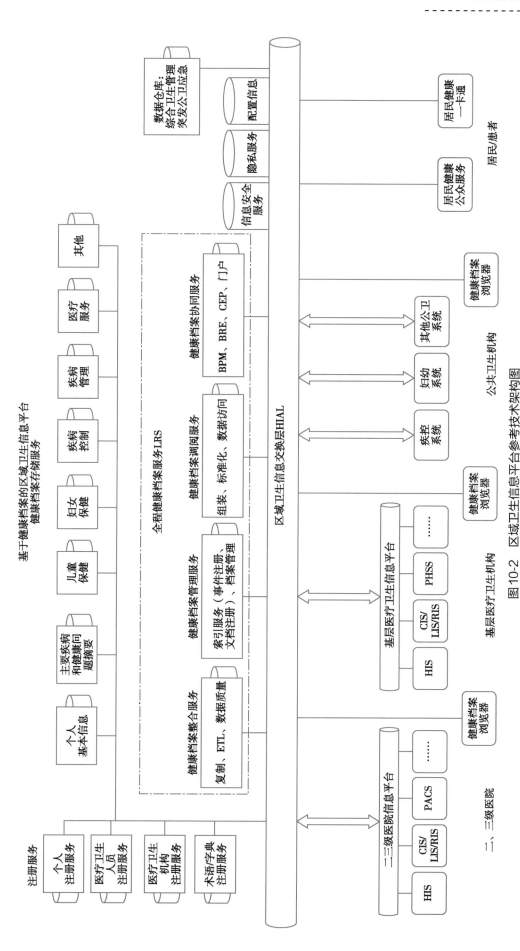

图 10-2　区域卫生信息平台参考技术架构图

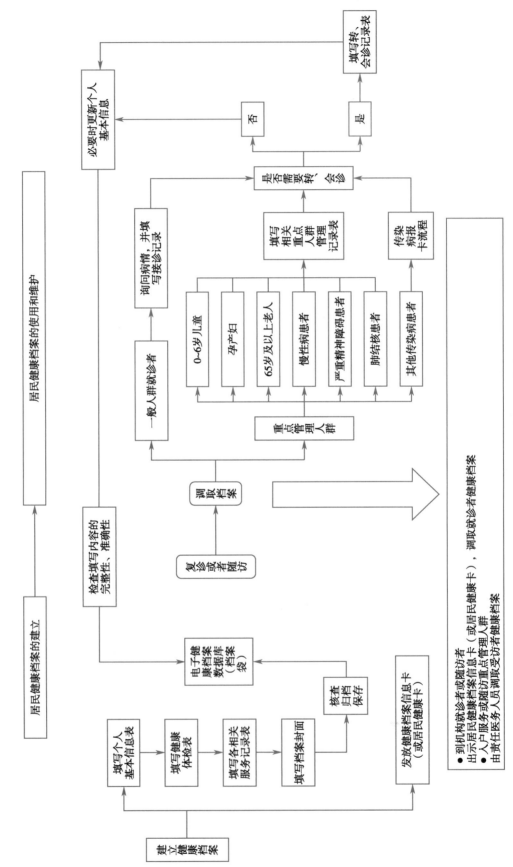

图10-3 居民健康档案管理服务流程图

第三节 健康信息服务业新发展

健康信息技术的发展不断催生健康服务新业态，也不断丰富着健康信息服务的内涵和外延，本节仅以互联网医疗管理和智慧养老服务为例进行简要的阐述。

一、互联网医疗管理

（一）互联网医疗管理概述

1. 互联网医疗的概念 互联网医疗即"互联＋医疗服务"，是以互联网为载体、以信息技术为手段（包括通讯移动技术、云计算、物联网和大数据），与传统医疗健康服务深度融合而形成的一种新型医疗健康服务业态的总称。

2. 互联网医疗管理规范 针对互联网医疗，国家先后出台了《互联网诊疗管理办法（试行）》《互联网医院管理办法（试行）》《远程医疗服务管理规范（试行）》三个文件，分别对互联医疗的相关领域进行规范管理。

（二）互联网诊疗管理

1. 互联网诊疗的概念 互联网诊疗是指医疗机构利用在本机构注册的医师，通过互联网等信息技术开展部分常见病、慢性病复诊和"互联网＋"家庭医生签约服务。

2. 互联网诊疗活动准入 国家对互联网诊疗活动实行准入管理，互联网诊疗活动应当由取得《医疗机构执业许可证》的医疗机构提供；新申请设置的医疗机构拟开展互联网诊疗活动，应当在设置申请书注明，并在设置可行性研究报告中写明开展互联网诊疗活动的有关情况，如果与第三方机构合作建立互联网诊疗服务信息系统，应当提交合作协议；卫生健康行政部门是互联网诊疗活动的审批机构。

3. 执业规则 医疗机构开展互联网诊疗活动应满足技术要求、人员要求、诊疗要求、电子病历、在线处方、信息安全和患者隐私保护等要求。医疗机构开展互联网诊疗活动应当符合分级诊疗相关规定，与其功能定位相适应。

（三）互联网医院管理

1. 互联网医院的内涵 互联网医院包括作为实体医疗机构第二名称的互联网医院，以及依托实体医疗机构独立设置的互联网医院。

2. 互联网医院准入 国家对互联网医院实行准入管理。申请设置互联网医院，应当向其依托的实体医疗机构执业登记机关提出设置申请；新申请设置的实体医疗机构拟将互联网医院作为第二名称的，应当在设置申请书中注明，并在设置可行性研究报告中写明建立互联网医院的有关情况，如果与第三方机构合作建立互联网医院信息平台，应当提交合作协议；卫生健康行政部门是互联医院的审批机构。

3. 执业规则 互联网医院开展执业活动，应满足科室设置、人员要求、技术要求、诊疗行为、电子病历、在线处方、信息安全和患者隐私保护等要求；互联网医院提供医疗服务应当符合分级诊疗相关规定，与依托的实体医疗机构功能定位相适应；鼓励城市三级医院通过互联网医院与偏远地区医疗机构、基层医疗卫生机构、全科医生与专科医生的数据资源共享和业务协同，促进优质医疗资源下沉。

（四）远程医疗服务管理

1. 管理范围 远程医疗服务包括两种情形：邀请方直接向受邀方发出邀请，受邀方运用通讯、计算机及网络技术等信息化技术，为邀请方患者诊疗提供技术支持的医疗活动；邀请方或第三方机构搭建远程医疗服务平台，受邀方以机构身份在该平台注册，邀请方通过该平台发布需求，由平台匹配受邀方或其他医疗机构主动对需求作出应答，运用通讯、计算机及网络技术等信息化技术，为邀请方患者诊疗提供技术支持的医疗活动。

2. **开展远程医疗服务的基本条件** 开展远程医疗服务,医疗机构、人员、设备设施需要满足规定的基本条件。

3. **远程医疗服务流程** 远程医疗服务的一般流程为:签订合作协议、与患者或患者监护人或近亲属签订知情同意书、远程会诊、远程诊断、资料保存等。

4. **管理要求** 开展远程医疗服务,应满足机构管理、人员管理、质量管理等多种条件。

二、智慧医养大数据公共服务平台

(一)智慧养老概述

1. **智慧养老的概念** 所谓"智慧养老",是利用信息化手段、互联网和物联网技术,研发面向居家老人、社区的物联网系统与信息平台,并在此基础上提供实时、快捷、高效、低成本的物联化、互联化、智能化的养老服务。智慧养老能够帮助养老机构、社区大幅提升管理效率,并使得居家养老、社区养老成为可能。

2. **智慧养老战略** 近年来,关于倡导智慧养老的政策密集出台。2015 年国务院印发《关于积极推进"互联网+"行动的指导意见》,明确提出了"促进智慧健康养老产业发展"的目标任务;按照《智慧健康养老产业发展行动计划(2017—2020 年)》及《智慧健康养老产品及服务推广目录(2018 年版)》,到 2020 年,基本形成覆盖全生命周期的智慧健康养老产业体系,打造一批智慧健康养老服务品牌;健康管理、居家养老等智慧健康养老服务基本普及;智慧健康养老产业发展环境不断完善,制定 50 项智慧健康养老产品和服务标准,信息安全保障能力大幅提升。

(二)智慧医养大数据公共服务平台

1. **概述** 目前,我国开展智慧养老技术服务的厂家众多,取得了长足的进步。"智慧医养大数据公共服务平台"主要针对居家和社区养老应用场景,运用多种现代技术打造的医养结合信息服务与预警平台。平台包含 WEB、微网、手机、电视、微信,形成五位一体的多渠道展示终端,精准为老年用户提供便捷的线上线下服务。

2. **平台系统架构** 智慧医养大数据公共服务平台包含个人健康档案、亲人自助、居家安全、家庭医生、运营管理、服务中心、服务商、决策调度、慢病管理、云疾救、可视化健康终端等十二大系统,精准为老人开展线上和线下相结合的健康养老服务。平台系统架构(图10-4)。

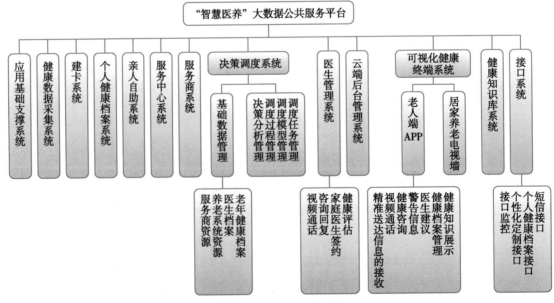

图10-4 智慧医养大数据公共服务平台系统架构图

(刘永贵)

思考题

1. 健康信息与健康信息管理的内涵是什么？

2. 全民健康信息化管理平台的总体框架要点是什么？

3. 居民健康档案管理服务流程是什么？

4. 互联网医疗管理的主要内容是什么？

5. 未来的健康管理工作者如何紧跟健康信息技术发展潮流，把握健康服务新业态带来的机遇？

第十一章 | 健康保险服务业

 本章要点

1. **掌握** 我国多层次医疗保险体系的构成及其各部分的定位。
2. **熟悉** 世界主要健康保险模式的代表国家及其特点、我国健康保险存在的主要问题及发展趋势。
3. **了解** 我国基本医疗保险制度的发展历程。

 章前案例

喧嚣背后的真相

2016年11月深圳媒体人罗尔的一篇《罗一笑，你给我站住！》的文章刷爆朋友圈，文中称5岁女儿罗一笑被查出患有白血病，要巨款来治疗，自己无力承担，呼吁网友为女儿的治疗筹款。文章发到朋友圈后，大家慷慨解囊，最终罗尔得到总计二百七十多万元的捐款。实际上，罗尔为女儿治疗共花费二十多万元，而白血病的治疗费用大都被医保报销，最后自费仅三万多元，对于罗尔这样拥有三套房的家庭，完全在承受范围内，罗尔的这一做法被指"炒作"。

1980年，中国卫生总费用中个人卫生支出占比为21.2%，进入20世纪90年代以后随着一系列改革措施的落实，个人医疗费用负担快速上升，卫生总费用中个人卫生支出占比到2001年飙升到了顶点，为60%。个人支出在整个医疗支出中占比过大，拥有医保的人只占人口极少数，是最能反映20世纪90年代与21世纪初中国的医疗状况两个数据。2002年起相继开始推行新农合与城镇居民医疗保险之后，个人卫生支出比重才开始逐渐下降，由顶峰时候的2001年的60%下降到2010年的35.5%，2017年进一步降低为28.8%。随着基本医保全民覆盖，越来越多的治疗与药物纳入医保报销，我国多层次医疗保障体系建设正在日趋完善，居民"看病难、看病贵"的问题也得到有效的缓解。

第一节 国外健康保险的主要模式

一、国家健康服务体系

国家健康服务体系（national health service，NHS）是指健康保险资金主要来自于普通税收，政府通过预算分配将健保资金有计划地划拨给健康和医疗服务提供方。公民在看病时无须支付或支付较少的医疗费用。最典型代表是英国、瑞典等欧洲国家。国家健康服务模式体现了公平性和福利性的特点。

二、社会健康保险模式

社会健康保险模式（social health insurance）是全球大多数国家选择采取的一种模式，该种模式是由国家通过立法或颁布相关规定强制实施。健保基金的筹集主要通过参加社会健康保险的个人及其雇主按一定的比例来交纳保险费，用以支付参保人接受医疗服务的所花费的费用。在医疗费用支付方面，健康保险机构作为第三方支付代表参保人向提供医疗服务的机构或个人支付医疗费用，典型代表是德国的社会健康保险模式。社会健康保险模式的特点在于社会互助共济、风险分担。

三、储蓄医疗保险模式

储蓄医疗保险模式（savings medical insurance model）是一种个人积累型的医疗保险形式，它是通过立法强制劳方或劳资双方向公积金管理机构缴费，建立个人（家庭）为单位的医疗储蓄账户，用以支付个人及家庭成员医疗费用支出，同时政府给予适当补贴。这种医疗保险模式以个人责任为基础，强调个人通过积累支付部分医疗费。享受的医疗服务待遇与付费多少相挂钩，付费越多，享受的医疗服务水平越高，避免了过度利用医疗服务行为的发生。这种医疗保险模式将风险在个人或家庭的不同时间段之间转移，年轻时储蓄年老时因疾病、养老所需的花费，属于一种纵向的风险分担方法。新加坡的储蓄医疗保险模式为典型代表等。该种模式以纵向分担风险为主，强调了个人的风险责任，医疗费用以个人负担为主，避免对医疗服务的过度利用。

四、商业医疗保险模式

商业医疗保险模式（commercial medical insurance model）也称"私营医疗保障"，是一种由商业保险公司承办的、以营利为目的的医疗保险形式，投保人可根据自身需求选择不同的保险项目，属自愿保险。其医保基金的筹资来源于投保人及其雇主所缴纳的保险费，政府财政不负责补贴，缴费水平通常取决于参保时年龄、性别以及个人的健康状况。商业医疗保险模式与社会医疗保险模式一样，通过风险转移来化解疾病带来的经济损失，具有补偿性、互济性的特点。

第二节　我国健康保险的框架及发展

一、我国多层次医疗保险体系框架

我国多层次的医疗保险体系主要由社会医疗保险（包括基本医疗保险，城乡大病保险，城乡医疗救助）、长期护理保险制度、补充医疗保险和商业健康保险组成（图11-1）。

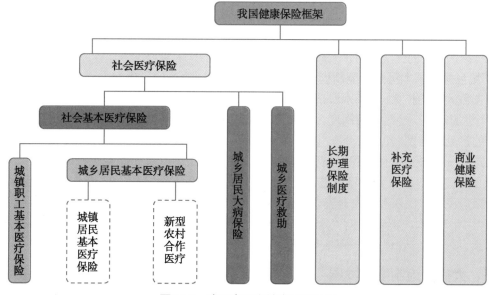

图11-1　我国多层次健康保险框架

二、基本医疗保险制度的发展

（一）城镇职工基本医疗保险制度

城镇职工基本医疗保险制度（urban employee basic medical insurance，UEBMI）是我国职工医疗制度改革迈出的重要一步，旨在建立社会统筹与个人账户相结合的基本医疗保险模式。1994年，国家经济体制改革委员会、财政部、劳动和社会保障部、原国家卫生部联合发布《关于职工医疗制度改革的试点意见》，提出改革试点的内容包括"职工医疗保险费用由用人单位和职工共同缴纳；建立社会统筹医疗基金和职工个人医疗账户相结合的制度等。"1998年，国务院发布《国务院关于建立城镇职工基本医疗保险制度的决定》（国发〔1998〕44号），要求在全国范围内进行城镇职工医疗保险制度改革，提出"城镇所有用人单位及其职工都要参加基本医疗保险，实行属地管理；基本医疗保险基金实行社会统筹和个人账户相结合。"至此，我国城镇职工基本医疗保险制度确立，并伴随着国民经济的发展不断调整和完善，成为职工医疗开支的基础性保障制度。

（二）城乡居民基本医疗保险制度

当前城乡居民基本医疗保险（urban and rural resident basic medical insurance，URRBMI），是由城镇居民基本医疗保险（urban resident basic medical insurance，URBMI）、新型农村合作医疗（new cooperative medical scheme，NCMS）整合而成。

1. **新型农村合作医疗** 在新农合之前，我国农村合作医疗已经有一定的基础和发展，经历了从20世纪40年代的萌芽、50年代的初创、70年代的鼎盛、80年代的解体、到90年代以来的恢复发展，在保障农民获得基本卫生服务、缓解农民因病致贫和因病返贫方面发挥了重要的作用。2002年，《中共中央、国务院关于进一步加强农村卫生工作的决定》（中发〔2002〕13号）明确提出了"到2010年，在全国农村基本建立起适应社会主义市场经济体制要求和农村经济社会发展水平的农村卫生服务体系和农村合作医疗制度。"2009年，由国家卫生部、民政部、财政部、农业部、中医药管理局联合发布《关于巩固和发展新型农村合作医疗制度的意见》（卫农卫发〔2009〕68号），就巩固和发展新农合制度提出具体要求，并提出"做好新农合与农村医疗救助制度在政策、技术、服务管理和费用结算方面的有效衔接等"。

2. **城镇居民基本医疗保险** 城镇居民基本医疗保险主要针对城市非从业居民，是在城镇职工基本医疗保险制度建立、新农合制度试点启动以及城乡医疗救助制度建立的基础上，为实现基本建立覆盖城乡全体居民医疗保障体系目标而设立的。2007年，国务院发布《国务院关于开展城镇居民基本医疗保险试点的指导意见》，在有条件的省份选择2至3个城市启动试点，目标是2010年在全国范围内推广。参保对象是"不属于城镇职工基本医疗保险制度覆盖范围的中小学阶段的学生（包括职业高中、中专、技校学生）、少年儿童和其他非从业城镇居民"自愿参加；费用支付方面，重点针对参保居民的住院和门诊大病医疗支出、有条件的地区可以逐步试行门诊医疗费用统筹。

3. **城乡居民基本医疗保险制度** 随着我国医疗体制改革的不断深入，以及城乡居民社会医疗保障覆盖人群的扩大、保障水平的提升，城乡居民的社会基本医疗保障在资金统筹、支付标准等方面，更加需要一个统一的制度。2016年，国务院发布《国务院关于整合城乡居民基本医疗保险制度的意见》（国发〔2016〕3号），提出"推进城镇居民医保和新农合制度整合，逐步在全国范围内建立起统一的城乡居民医保制度"，覆盖范围是"除职工基本医疗保险应参保人员以外的其他所有城乡居民"，均衡城乡保障待遇，逐步统一保障范围和支付标准。2017年底，全国各省普遍启动城镇居民基本医保和新农合整合工作，80%以上地市已实施统一的城乡居民医保制度，打破了城乡"二元"结构，初步实现了"六个统一"（统一覆盖范围、统一筹资政策、统一保障待遇、统一医保目录、统一定点管理、统一基金管理）。

三、大病保险制度的发展

随着全民医保体系的初步建立，居民看病就医有了基本保障；但由于我国的基本医疗保障制度,特别是城镇居民基本医疗保险、新农合的保障水平较低,大病医疗费用对普通居民来说依然是沉重的负担,部分居民因病致贫、因病返贫的问题依然比较突出。2012 年,由国家发展和改革委员会、国家卫生部、财政部、人力资源和社会保障部、民政部、保险监督管理委员会联合发布《关于开展城乡居民大病保险工作的指导意见》(发改社会〔2012〕2605 号),提出在基本医疗保障的基础上,对大病患者发生的高额医疗费用给予进一步保障。2015 年,《国务院办公厅关于全面实施城乡居民大病保险的意见》(国办发〔2015〕57 号),提出"2015 年底前,大病保险覆盖所有城镇居民基本医疗保险、新型农村合作医疗(城乡居民基本医保)参保人群""到 2017 年,建立起比较完善的大病保险制度,与医疗救助等制度紧密衔接"。

四、商业健康保险制度的发展

2006 年,国务院发布《关于保险业改革的若干意见》(国发〔2006〕23 号),以下简称《意见》,《意见》强调了商业健康保险的重要性,并指出商业健康保险是医疗保障体系中必不可少的组成部分,要对商业健康保险公司进行扶持。2009 年新医改的出台,国家明确了商业健康保险在我国医疗保障体系的构架中的作用和地位。2017 年,财政部、税务局、保险监督管理委员会联合发布《关于将商业健康保险个人所得税试点政策推广到全国范围实施的通知》中规定从 7 月 1 日起将商业健康保险个人所得税试点政策推广到全国范围,购买商业健康保险可以抵扣个税,这为商业健康保险的发展带来了新契机。

第三节　我国健康保险的运行效果及问题

一、运行效果

基本医疗保险目前处于"广覆盖、保基本"的阶段。截至 2018 年年末,基本医疗保险参保人数 134 452 万人,参保覆盖面稳定在 95% 以上。参加职工基本医疗保险人数 31 673 万人,比上年末增加 1 351 万人,增长 4.5%。参加城乡居民基本医疗保险人数 89 741 万人,比上年末增加 2 382 万人,增长 2.7%。新型农村合作医疗参保人数 13 038 万人。在职工基本医疗保险参保人员中,在职职工 23 300 万人,退休人员 8 373 万人,分别比上年末增加 1 012 万人和 339 万人(图 11-2)。

在基本医疗保险的基础上,2015 年城乡居民大病保险制度目前已覆盖 10.5 亿人。重大疾病患者医疗费用报销比例平均提高 12 个百分点左右。以浙江省为例,2016 年浙江大病保险基金收入 18.8 亿元,支出 15.8 亿元,全省大病保险受益人数达 28.5 万人。

商业健康保险市场规模不断扩大,2018 年健康险筹资 5 448 亿元,同比增长 24.1%,商业保险发展迅速。目前,商业健康保险通过参与和经办模式,经办基本医疗保险和承办大病保险等业务。在人群覆盖面上,保险业的直接参保和间接覆盖人群大幅提升。

二、主要问题

(一)健康保险缺乏"健康"内涵

人们的传统观点认为没有疾病、身体健壮就是健康,却忽视了心理健康、道德健康等方面。随着我国社会进步和经济的快速发展,人民群众对健康的认识却仍然滞后。反映在健康保险制度的设计和运行上,则是重视事后补救而忽视了疾病的事前预防,即重视今后的治疗却忽视了未病的预防。重视身体上的健康而忽略了心理健康。随着我国医疗费用日益上涨,老龄化问题突出,优先做好疾病的预防对缓解我国医保基金面临的风险以及"看病难,看病贵""因病致贫,因病返贫"的问题尤为重要。目前,商业健康保险的运营也是侧重于参保人群疾病发生后的事后理赔,而对于参保人群日常的健康管理等活动开展甚少,所以我国健康保险需要转变对"健康"的理解。

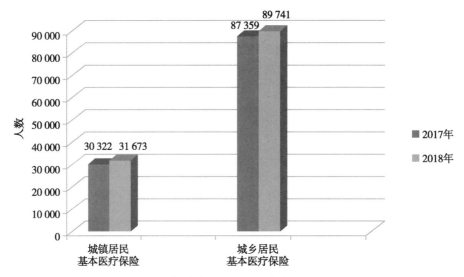

图 11-2　2017—2018 年城乡居民医保和城镇职工医保的参保人数变化

（二）医保基金面临巨大收不抵支的风险

基本医疗保险制度坚持"广覆盖、保基本"的原则，保障参保人群基本医疗需求。基本医疗保险制度的发展离不开政府的扶持，政府承担了资金支付、运行等大量的责任。然而，在医疗费用支出增加和老龄化步伐加快的背景下，医保基金正面临越来越大的支付压力。2008—2018年，我国卫生总费用从 1.45 万亿元上涨至 5.80 万亿元，年均增幅达 15%。随着卫生费用的不断上涨，政府的担子越来越重，医保基金不堪重负。目前我国部分地区的医保基金已经出现赤字，医保制度的可持续性面临考验。

（三）商业健康保险的功能定位不清

无论是商业保险还是基本医疗保险都有其运行规律，并尊重规律的清晰定位。虽然国家在2009 年，《中共中央　国务院关于深化医药卫生体制改革的意见》、2014 年《国务院关于加快发展现代保险服务业的若干意见》以及《国务院办公厅关于加快发展商业健康保险的若干意见》等对于商业健康保险在多层次医疗保障体系中的地位、发展目标及意义进行了界定，但对于商业健康保险的功能尚缺乏精确性，不利于商业健康保险与社会医疗保险的衔接。例如商业健康保险在承办大病保险和经办基本医保时，关于如何操作缺乏政策文件来具体描述，导致商业健康保险与基本医疗保险的衔接不足，商业健康保险自身的优势也没能发挥出来。

（四）保险的本质存在一定程度的偏离

保险具有保障属性和金融属性，其本质是互助。保险应为人民群众的美好生活提供坚实的保障，但随着保险市场的快速发展，部分保险公司作为直接受益人却偏离了其本质，有的保险公司将保费收取视作一种融资手段，过度开发一些理财性的保险产品以博得高额收益，却忽视了对保障性保险产品的关注，颠倒了保险的保险属性与金融属性的关系。另外，保险行业在发展的过程中还出现了股权乱象、公司治理乱象、资金运用乱象、产品乱象、销售乱象、理赔乱象、违规套费乱象、数据造假乱象等，严重干扰了市场的发展方向，并影响了保险业的健康发展。

三、我国健康保险的展望

（一）从重"医疗"到重"健康"的转变

相对于医疗被动的事后经济补偿，采取健康护理、养生保健等主动的预防措施来促进健康更为有效。要推动我国健康保险的健康发展必须更新健康的理念和内涵。首先要认识到健康的内涵包括身体健康、心理健康等内容，要把健康的内涵融入现有政策的制定之中，将促进全民健康作为政策制定的出发点和落脚点。其次要认识到医疗只是一种达到健康的手段，预防保健、未病防治等健康服务更为重要，医疗保障体系应将工作的重心从重"医疗"向重"健康"转变，做好健康保险和健康服务的充分衔接。

（二）回归保险本质

推动健康保险的健康发展，必须引导保险回归到保障上来。引导保险回归本质首先需要政府加强对保险行业的监管，监管部门应严明政治纪律和政府规矩，全面重塑保险监管理念和监管文化，增强风险防范意识，治理市场乱象，加强监管能力。其次，保险公司应不忘初衷，回归到保险的本质上来。调整业务结构，开发和创新更多保障类的产品，从满足客户真正的保险需求入手，避免陷入中短存续期产品同质化的恶性竞争。只有突出保险业风险保障功能在经济社会运行中的独特性和不可替代性，推进企业战略落地，深化改革创新，才能真正发挥经济"减震器"和社会"稳定器"功能。

（三）强调个人对健康的责任

国家和政府在多层次医疗保障体系中承担了一定的公共责任，个人也应该在维护自身健康和疾病预防以及促进健康保险的有效运行承担相应的责任。首先，个人应承担缴费责任，由于医疗费用上涨，政府财政负担加重，个人缴费设立统筹账户和个人账户成为医保基金的主要形式，如果个人能积极履行个人的缴费责任就能极大地扩充保险基金的规模，提高医疗保障能力。其次，个人应该承担疾病预防责任，改变自身不良的生活方式，参与健康预防的活动中来。如果个人养成健康的生活习惯和生活方式，比如注重营养均衡和加强锻炼，就能减少患病机会。健康保险无法从根本上解决疾病预防问题，在疾病的预防方面依然需要个人的自我约束，个人责任的重要性凸显无疑。

（四）各层次科学定位和有效衔接

推动多层次健康保险的有效衔接可以最大限度地发挥作用，实现健康保险效益的最大化。要想推动各层次的有效衔接，首先明确其地位和作用，并出台政策文件明确具体操作过程。比如基本医疗保险要满足人民群众基本的医疗保障需求，其运行的原则是"广覆盖，保基本，多层次，可持续"。商业健康保险则是为了满足人民群众个性化和差异化的医疗保障需求，弥补基本医疗保险范围之外的空白，是医疗保障体系中的重要组成部分。在各层次的保险相互衔接时，政府应根据各自的角色定位来制定具体的政策文件来明确操作过程，以避免职责范围不清等问题出现。其次，在衔接过程中，多层次的健康保险应发挥自身优势，比如说与政府经办基本医疗保险相比，商业健康保险在效率和效益意识更强一些，因此在两者有效衔接之中，商业经营保险应发挥其在人力资源开发和管理、费用控制等方面的优势。

（张霄艳）

思考题

1. 比较世界主要的健康保险模式产生的时代背景和优缺点。

2. 如何理解我国基本医疗保险制度的"基本"的内涵？

3. 为更好解决"因病致贫、因病返贫"的社会问题，我国的健康保险体系应如何优化？

4. 我国基本医疗保险支付是否应将肿瘤筛查、健康体检等预防疾病的筛查项目和代表医学技术最新进展的检查和治疗项目如正电子发射断层扫描装置（PET）等费用较高的项目纳入报销范畴？

第十二章 | 健康旅游业

本章要点

1. **掌握** 健康旅游业的发展现状；健康旅游业的发展趋势。
2. **熟悉** 健康旅游业的定义以及特点。
3. **了解** 健康旅游业的管理。

章前案例

2017年9月，国家卫生计生委会同国家发展改革委、财政部、国家旅游局、国家中医药局全面启动第一批健康旅游示范基地建设工作，天津健康产业园、河北秦皇岛市北戴河区、上海新虹桥国际医学中心、江苏泰州市姜堰区、浙江舟山群岛新区、安徽池州市九华山风景区、福建平潭综合实验区、山东青岛市崂山湾国际生态健康城、中国（广东）自由贸易试验区广州南沙新区、广西桂林市、海南三亚市、海南博鳌乐城国际医疗旅游先行区、贵州遵义市桃花江，共计13家单位被列入第一批健康旅游示范基地名单。2018年3月，国家旅游局、国家中医药管理局确定73家单位为第一批国家中医药健康旅游示范基地创建单位。

2019年9月，国家发展改革委、文化和旅游部等21个部委近日联合印发《促进健康产业高质量发展行动纲要（2019—2022年）》，明确指出：要"示范发展健康旅游。加强健康旅游示范基地建设。推进国家中医药健康旅游示范区（基地）建设。打造一批以体检、疾病治疗为主的实体型高端医疗园区，完善对接国际医疗标准的支持政策。开发和推介一批体验性强、参与度广的中医药、康复疗养、休闲养生等健康旅游路线和产品。加强与'一带一路'沿线及周边国家的健康旅游合作，开展国际（边境）医疗服务项目"。健康旅游越来越得到人们的青睐，并成为大健康产业的重要支撑。

第一节 健康旅游概述

一、健康旅游的定义

健康旅游由来已久，14世纪比利时建立的温泉疗养地SPA，一般被视为健康旅游的最初形态；20世纪60年代，现代意义上的健康旅游项目在西方国家兴起；20世纪80年代，对健康旅游的研究开始出现；21世纪以来，世界卫生组织在南非实施了"健康岛"研究项目，世界旅游组织也提出"重视旅游构建健康生活"的命题。

我国的健康旅游一词是伴随着2001年国家旅游局推出的"中国体育健身游"主题旅游年而出现的。随着旅游业的不断发展，旅游业已经从观光游览性旅游向休憩、娱乐、文体运动方向转变,以获得健康为主要目的旅游活动成为旅游业发展的新趋向。健康旅游作为健康产品或资源与休闲度假旅游相结合的产物,能够改善人们的身体健康状况已经得到世人的广泛认可,但目前尚未有能够得到一致认同的健康旅游的概念。

世界旅游组织前身国际官方旅游组织联盟 1973 年将健康旅游定义为:"将国家自然资源,特别是矿泉和气候资源开发为健康旅游产品。"Jonathan Goodrich 和 Grace Goodrich 在 1987 年将健康旅游定义为一些旅游机构(如酒店)或旅游地除提供常规的旅游资源外,还专门提供医疗保健服务与设施来吸引游客。1993 年,Jonathan Goodrich 又将健康旅游领域扩展为从其他国家寻求疾病治疗与旅游保健服务。Mueller 和 Kaufmann 则认为健康旅游是所有以维护和促进健康为目的,暂时离开居住地寻求健康服务的相关现象的总和。Hall 将健康旅游综合概括为人们为维护和促进健康而离开居住地一天以上的旅行,以及人们为满足这种需要而不断开发健康旅游目的地,改善健康旅游服务的一种商业现象。

国内学者从不同的角度对健康旅游进行了解释。有学者认为健康旅游是一切对人类生理、心理及社会幸福感有着良好促进作用的旅游类型。有研究从人的第三状态(亚健康)角度出发,认为一切有益于现代人消解第三状态、增进身心健康的旅游活动,都属于健康旅游;有学者强调在健康旅游过程中身体健康状况得到改善和提高,并将健康旅游定义为旅游过程中能够提高和改善旅游者身体健康状况的旅游活动;还有专家则认为健康旅游是指一种融休闲观光与运动健身于一体的旅游方式;更富有趣味性,让人在旅游中增强身体抵抗力、获取身心健康。

通常认为,健康旅游是面向全人群,提供预防保健、疾病治疗、康复疗养、休闲养生、健康促进等一体化、全方位服务,实现游客在快乐旅游中增进健康的新型服务模式。

二、健康旅游的特点

(一)广泛性

健康旅游的内涵十分广泛,它包含了所有能够使得健康旅游者的健康得到维护、促进和恢复的旅游形式。健康旅游包括与旅游地自然风光和自然资源相结合的温泉健康旅游、森林健康旅游、滨海健康旅游等,与旅游地传统的人文特征相结合的长寿体验之旅、中医药养生旅游、泰国的泰式按摩和瑜伽之旅等,为了改变某种生活方式而兴起的减重、戒烟、戒酒、改善睡眠质量的旅游形式,以及为了寻求特定的医疗服务如整形、口腔护理、膝盖置换的医疗旅游。通过对健康概念的扩展,健康旅游又包含能够从身体、心理和社会适应任何一个方面促进健康旅游者健康的健康旅游服务,以及针对旅游者不同的健康状况所提供的专门的健康旅游服务。健康旅游服务不仅包含了食、住、行、游、购、娱这六大旅游要素,还涉及保健、医疗、运动、饮食、心理、生活环境等各种健康服务的元素。

(二)复合性

健康旅游是将健康服务资源与旅游服务资源相结合的产物,它不仅将人文旅游资源、自然旅游资源与医疗保健资源相结合,同时也与住宿、餐饮、购物、娱乐等相关服务的资源相结合,从而形成了集医疗保健、休闲、娱乐于一体的全新的复合型服务模式。

(三)创造性

健康服务业和旅游业的相互交融,会不断地衍生出新的健康旅游形式,为健康旅游市场带来全新的活力。例如,泰国将传统医学中的泰式按摩与 SPA 和当地特色的旅游资源相结合的模式;韩国将整形美容行业与观光购物相结合,成为国际知名的美容整形旅游地。最近,英国的一家公司在汉普郡开设了一家健康旅游中心,该中心专门针对睡眠问题和障碍的人,专门提供一套包括健身、营养、音乐和芳香疗法的全新临床疗法来治疗失眠,旅游者可以一边度假一边治疗自身的睡眠问题。所以说,健康旅游业是健康服务业和旅游服务业两个潜力巨大而且需求多样的产业相结合的产物,两者的结合也会创造出许多新的需求,产生众多全新的服务模式。

（四）独特性

目前，在国际上健康旅游业的发展处于领先地位的国家，都有着各自独特的风格和特点。健康旅游服务的开展，需要将当地或者一个国家健康服务的优势、特色的健康服务项目同其独具特色的旅游服务项目相结合，才能形成自身的服务品牌，在健康旅游服务市场中占有一席之地。同时，由于不同国家和地区的医疗保健体系、传统医学、生活习惯、风土人情、自然风光等方面都存在着各种各样的差异，每个健康旅游地所提供的健康旅游服务都会具有鲜明的当地特色。

三、健康旅游的作用

健康旅游不仅包含着旅游的观光游乐性质，而且体现了健康的特性，在旅游的过程中改善了旅游者的身体、心理等方面的健康状况，既是对旅游的进一步升华，又包含了提升旅游者健康水平的功能。

（一）以放松心情、减缓压力为目标

健康运动强调积极的健身方式即通过参加各种活动来促进和保持身体的良好状态。当人们参加休闲活动时，旅游是一种促进健康的很好的手段。我们能把健康的概念引入一些特色旅游活动之中，例如游泳、划水、徒步穿越等。

（二）以强身健体、提高生活质量为目标

健康旅游是人们发现生活的意义和目的的过程。例如观看日落日出，以此达到精神放松、缓解生活压力，生活质量。

（三）以保护、注重生态为根本出发点

健康旅游以保护生态环境、遵循自然规律为根本出发点，利用风景区已有基础设施，合理规划开发，实现人与自然和谐发展。

第二节　健康旅游业发展现状

一、健康旅游产业规模

我国的健康旅游产业是伴随着 2001 年国家旅游局推出的"中国体育健身游"主题旅游年而出现的。北京、海南等旅游城市及地区先后开始发展健康旅游产业。当前"全民健康，全面小康"已经上升到国家战略和全民工程高度，我国以健康为主题，把疗养、养生、医药等大健康服务搭载于传统旅游产业之上的新型产业模式——大健康旅游迎来了大发展的春天。据统计，2016年我国大健康产业规模已接近 3 万亿元人民币，预计到 2020 年大健康产业总规模将达到或超过 8 万亿元。另据世界卫生组织统计，2014 年全球健康总支出占全球 GDP 的 9.9%，中国仅为5.55%，而美国高达 17.14%，其中健康旅游是最有潜力的产业，是大健康产业的重要组成部分。旅游业作为综合性强，涵盖修身养性、调节身心、促进健康的现代服务业，可以也应该在我国国民健康事业中发挥更加积极的作用。

二、健康旅游产品

根据国务院发展研究中心中国健康战略课题组专家黄明达在 2016 年安徽省首届健康旅游论坛会议上提出的大健康四层面、四内涵（身、心、灵、德全要素的健康；生、长、壮、老全周期的健康；衣、食、住、卧、行全方位的健康；社会生态、自然生态、人体生态全生态环境的健康）理念，可从人体功能的不同健康状态（疾病、亚健康、健康）并结合旅游动机将健康旅游分为恢复健康、延续健康、丰富健康三类，分别对应不同产品，见表 12-1。

表12-1　健康旅游的主要类型及产品

健康旅游类型	类型内涵	主要类别	相应产品类型	具体产品内容
恢复健康类	指消除慢性疾病和第三状态,恢复人们身心健康的各类旅游活动	医疗旅游、保健旅游	医疗养护类旅游、康复类旅游、森林休闲类旅游、温泉类旅游、山地类旅游、水体类旅游	治疗、预防、体检、康复调养、健康管理等;登山、漂流、滑雪、野营、日光浴、森林浴、空气浴、温泉浴等
延续健康类	指各种可以颐养生命、增强体质、预防疾病,最终达到延年益寿的旅游活动	养生旅游	中医药养生类旅游、饮食养生类旅游、养生温泉类旅游、森林养生类旅游、养生体育类旅游	针灸、按摩、刮痧、拔罐、四季适宜饮食、茶保健、药浴、森林疗养室、瑜伽、按摩、武术、太极、气功等
丰富健康类	指可以使人的生命心灵、得到升华,达到拓宽生命宽度、丰富精神世界,实现自我的各类旅游活动	文化旅游、宗教旅游、休闲旅游、美容旅游	文化体验类旅游、宗教信仰类旅游、休闲健身类旅游、休闲度假类旅游、美容美体类旅游	传统文化工艺、音乐舞蹈艺术、民风习俗等;骑马、射箭、蹦极、登山踏青;素食、打坐参禅、冥想

三、健康旅游发展趋势

健康旅游在中国处于起步阶段,但健康旅游是人们的刚性需求甚至是长期的需求,因此有巨大的发展空间和广阔的发展前景。中国健康旅游行业未来的行业特点应是"走进百姓、区域发展、民族医药、精准扶贫",可能主要有两个方向:一是对旅游产业的深入挖掘,赋予健康的内涵以提升旅游业的市场价值;二是针对医疗旅游方面制订行业发展规划与标准,促进医疗旅游产业的专业化发展。

一方面,健康旅游业的发展,在于确立自身的特色健康旅游资源,明确旅游客群定位,对梳理旅游产业的脉络,提升其健康内涵,带领旅游产业在健康产业大繁荣的背景下进行大变革;另一方面,扩充旅游产业的同时也会推动了医疗改革的进程,随着市场需求的不断膨胀、相关行业的不断融合,医疗产业和旅游产业也将会在相互融合中不断向前发展。

第三节　健康旅游管理

健康旅游适应了全球最新的发展趋势,已经超越了年龄和性别界限,深受不同家庭结构和年龄喜爱,将成为生活的主流和旅游业的重要组成部分,具有巨大的市场潜力。加强健康旅游管理,建立完善的健康旅游市场体系势在必行。

一、健康旅游营销管理

营销是指企业通过其运营,创造并提供满足人们潜在需要和欲望的商品和服务,从而实现交换的过程。健康旅游的营销管理要点包括:

（一）旅游景区必须"以游客为中心"

1. 以高价值产品促进游客满意产品　景区欲增加游客的总价值,就得围绕着游客的需求与偏好开发景区,并且在经营中不断让产品"增值"。

一是根据旅游景区资源条件设计科学产品,打造核心产品。游客到景区并不是为了获得所有的产品,而是为了满足特定的需求。科学设计游客游览线路,才能保证游客在游览整个景区的情况下有效节约时间成本;景区应在何处安排休息处,才能保证游客在游览中始终保持旺盛的精力等。

二是不断对景区产品推陈出新,创造出新的竞争优势。据心理学研究表明,当人们的好奇心得到满足后,他就会对同一件产品失去兴趣。没有任何游客愿意花同样的成本去享受已经享受过的服务,除非它会常变常新。

三是产品合理定价。景区对自己的产品要准确的认识,其价格要反映产品的真实价值。产品价格不是越高越好,也不是越低越好,产品定价必须考虑景区产品的价值和市场供求关系。

2. 优质的服务　服务对景区经营管理工作至关重要。景区在提供服务时要遵循标准化原则、人性化原则、全员服务原则和"隐性服务"原则。

标准化原则是向游客提供的基础性的、标准化的、统一的服务。由于个体的差异,相同的服务工作由不同的员工做,会产生不同的效果。因此,在对员工培训时,采用标准化训练,争取让他们的服务工作做得像一个磨子刻出来的。

人性化原则就是在提供标准化服务的基础上,针对游客不同的个性和需求提供的特殊服务。人性化服务是以游客的需求、兴趣、心理作为服务的基本出发点,充分调动游客的游览兴趣,这体现了"以人为本"的理念。

全员化服务要求游客在景区内任何时间、任何细节上,都能享受到工作人员的优质服务。全员化服务是贴近人心、拉近距离、增强游客好感的有效办法,是景区品牌建设千金难求的正面"流动宣传机"。

"隐性服务"即"无干扰服务",指在景区内提供服务的同时不干扰游客正常的游览活动。这是针对游客在游玩过程中的心理特点提供的适时,适度的服务,使游客良好服务的要求能够充分满足,体现了服务质量的更高境界,是一种高级服务。

（二）旅游景区应确定一个鲜明的主题

主题化是营造环境、营造气氛、聚焦顾客注意力,是顾客在某一方面得到强烈印象、深刻感受的有效手段,它是在对广大消费者的心理需求和欲望进行准确把握之下的,是定位在消费者的心理的。一个景区的主题可以是一个或几个,但绝不能没有主题,也不能有太多的主题。

旅游景区主题要能够融合生态环境、地方文化,突出特色,做好供给侧结构性改革,强化差异化发展;同时,主题要喜闻乐见,贴近老百姓生活,充分满足游客需求,并做好宣传展示,提升品牌影响力和公众接受程度。

（三）健康旅游要抓住产品项目的差异性和参与性

差异性要体现新鲜感,景区产品首先要有特色,具有唯一性,即独特性;第二,景区产品具有第一的特征;最后,要给顾客多种选择。特色要求景区要有主题,要让游客对景区有地方感。它必须提供游客某种独特的旅游体验。

参与性体现在两方面,项目本身需要游客参与以及游客参与项目的设计与组合。要顾客来参与产品的设计,或者是提建议或者是自己组装,才能够提供顾客真正需要的个性化产品。

（四）要选择适当的营销策略

1. 感官式营销策略　感官式营销是通过视觉、听觉、触觉、味觉与嗅觉建立感官上的体验。它的主要目的是创造知觉体验。感官式营销可以区分旅游产品的识别,引发旅游者旅游动机和增加产品的附加值等。

2. 情感式营销策略　情感式营销是在营销过程中,要触动旅游者的内心情感,创造情感体验,其氛围可以是一个温和、柔情的正面心情,如欢乐、自豪,甚至是强烈的激动情绪。情感式营销需要真正了解什么刺激可以引起某种情绪,以及能使旅游者自然地受到感染,并融入这种情景中来。

3. 思考式营销策略　思考式营销是启发人们的智力,创造性地让旅游者获得认识和解决问题的体验。它运用惊奇、计谋和诱惑,引发旅游者产生统一或各异的想法。

二、健康旅游环境管理

旅游地生态系统是一个包含自然、社会、经济多种因素相互作用，相互关联、相互制约的复合生态系统，由于旅游地这一复合生态系统的整体性、系统性和非线性特征，使得长期以来传统的、单一的、线性的环境管理方法与技术难以实现旅游地可持续发展的长期目标，因此，需要建立一个综合的、全过程、具有反馈性、预警性的环境管理方法体系。

旅游地生态健康管理的理念是把旅游地看作是一个大的完整的有机体，通过与人类健康诊断之间概念和模型的交换，为旅游地复合生态系统评价提供了一种语言，比如：症状、诊断指标、功能紊乱和生态系统疾病等。旅游地生态健康管理就是对旅游地复合生态系统的健康状况进行全面监测、分析、评估、提供环境管理指导以及对健康危险因素进行全面干预和管理的过程。实施生态健康管理是变被动的环境治理为主动地管理生态系统健康。

旅游地生态系统的形成演变过程是旅游地生态系统本身的自我调节功能（旅游地自然生态系统）和人为干预过程（旅游地社会经济系统）共同作用的结果。旅游地自然生态系统本身具有负反馈调节机制，当系统受到干扰后能维持稳定并恢复到原态，但是这种能力是有一定限度的，如果人类的活动超过自然系统自我调节的极值，就会使自然环境发生剧烈变化而造成了生态环境的破坏，进而也会影响到旅游地社会经济系统的健康可持续发展。因此，旅游地生态健康管理就是在评估旅游地生态系统健康状况、主要生态环境影响因素的基础上，管控旅游地的人类活动，促进旅游地复合生态系统健康可持续发展。生态健康管理的目标在于建立两套系统调节机制：一是通过科学的与行之有效的管理措施维护或促进旅游地自然生态系统自身调节功能的有效发挥；二是为保障旅游地复合生态系统健康运转建立的一套系统管理机制。

旅游地生态健康管理是基于维持或恢复旅游地生态系统健康与实现旅游地可持续发展，而提出的一种新的系统管理途径与方法。生态健康管理充分体现与融合中国传统文化的"天人合一"的系统观、道法自然的自然观，现代文明理念的"低碳循环"的经济观和"以人为本"的人文观，推进整合、适应、循环、自生、预警型的生态调控。

三、健康旅游营养管理

食品营养知识包括饮食文化、饮食安全、营养健康等，是关系人们日常生活营养健康的重要内容之一。不同的饮食文化或习俗，对于大多数游客来说具有很大的吸引力，很多食品安全问题也就随之而来。出游的季节时间不同，出行天气的不同，出行的地点或海拔的不同对于饮食都是有要求的。例如，中医认为在四季的饮食上养生需要注意，春（风）气通于肝；夏（火）气通于心；长夏（湿）气通于脾；秋（燥）气通于肺；冬（寒）气通于肾。因此出游的季节不同，游客在安排饮食上也要随之改动。同时旅游地点的海拔也是需要引起注意的，尤其是高海拔地区，有些游客在氧气供应不足的情况下就应尽量减少进食含脂肪高的食物，以免消耗更多的氧气。还要指出的是某些地方有很多药膳供应游客选择，对于药膳的态度，更要注意其适应性，虽然不是严格意义上的药物，但是药膳也是对进食人群有着比较严格的要求的。

（一）寒冷地区旅游与饮食营养

由于在寒冷环境中，身体散发的热能增加，因此要调整饮食的质和量就注意以下几点：

1. **每餐要吃饱**　饥饿时人会感觉更冷，相反，吃饱后基础代谢增高，体内产热增多，能够提高人体的耐寒能力。所以，每餐都要吃饱。

2. **脂肪和蛋白质**　由于脂肪和蛋白质都能产生较多热能，有助于提高耐寒力，所以要多吃一些脂肪和蛋白质食物，如肉、鱼、烹调油等。

3. **维生素**　应有丰富的新鲜蔬菜和水果，适量选择动物的肝脏，以补充维生素。

4. **保证食物温度**　要保证食物的温度，尽量供应热食。在消化道内，食物的消化适宜在接近体温的温度下进行,若在寒冷条件下进食凉菜饭会影响消化,而热食则有助于消化。

（二）炎热地区旅游与饮食营养

炎热的环境会使人体内各种营养素消耗量增大,水、盐代谢增加;由于血液重新分配,胃肠蠕动减慢,胃液分泌减少,导致人食欲低下,消化吸收功能降低,因此饮食要注意以下几个问题:

1. **蛋白质**　为满足对蛋白质的需求,可适量增加瘦肉、鱼、鸡、蛋、牛奶、豆腐及豆制品的食用量。

2. **脂肪**　脂肪可以增加菜肴的香味和滋味,促进食欲,但过多的脂肪和较为油腻的饭菜在高温的环境中更易引起厌食。

3. **碳水化合物和维生素**　多选用含碳水化合物、维生素 B_1、维生素 B_2、维生素 C 较多的食物,如面粉、小米、豆类、瘦猪肉、动物肝脏以及各种新鲜蔬菜。因为高碳水化合物能促进人体尽快适应热环境,提高耐热能力,延缓疲劳。此外,维生素还能减轻疲劳。

4. **水和盐**　在火热环境中,不仅要补充饮用水,还要多进食一些汤,从而达到补充水盐的目的。

（三）健康旅游中饮食的注意事项

1. 为避免"上火",应少吃大鱼大肉等肥腻的食物,多吃一些蔬菜和水果,多饮白开水;少吃生冷食品,尤其不要吃生鱼片,毛蚶之类菜肴;吃海鲜不要过多,多吃点蒜醋,适量喝点酒,以防腹泻,肠胃不好的人千万要谨慎。

2. 吃东西切忌暴饮暴食,以免肠胃不适,也不宜饮酒过量。

3. 吃海鲜时,应注意新鲜度及调理方法,尽量避免生食。

4. 出行时带上维生素补充剂是有帮助的,因为在旅行中的饮食不正常,容易造成营养不均衡,再加上旅途疲劳,让人容易生病。旅途中 B 族维生素及维生素 C 是最容易缺乏的营养素,如果从饮食中无法充分摄取,可以选择低剂量的补充剂,综合维生素是很方便的补充方式。

四、健康旅游资源管理

旅游资源是旅游业发展的基础,旅游资源开发过程中会对资源本身及所处环境带来程度不同的影响与破坏,保障旅游业的健康持续发展,必须强化旅游环境管理。

（一）旅游资源管理的理念

1. **整体意识、系统观念**　任何一个区域的旅游资源都不是孤立存在的,而是由"复杂多样、相互依赖"的景物要素共同构建的一个资源综合体、一个旅游资源系统。因此,在旅游资源的管理过程中,在制订旅游资源开发战略时,需要从全局着眼,从系统的角度出发进行综合分析与整体调控,促使旅游资源系统各要素与区域其他子系统的各要素之间,以及资源系统自身各要素之间既达到空间结构与功能组合的协调,也达到时段利用上的协调。

2. **发展意识、持续观念**　在旅游资源开发管理过程中,必须注意针对旅游资源的不同类别与属性差异,协调资源开发、保护与人类旅游需求的关系,科学、合理地规划、开发与保护好旅游资源,使之能最大限度地发挥应有的价值并尽可能地延长生命周期,促进旅游资源的持续利用。这也是区域旅游谋求可持续发展的基本前提。

（二）生态旅游资源的保护措施

1. **适度有序的开发建设,注重积极宣传生态保护意识**　人们应该适度按照地方生态旅游资源的特点对其进行合理开发,尽量使其在可承受范围内得到最大的利用。除了注重适度开采,还应该加强对生态保护的宣传,这是实现生态旅游资源可长久利用的有效手段,也是促进旅游业蓬勃发展的重要保障。

2. **提升生态多元化的保护旅游管理机制**　每年受游客人为因素的影响,我国的生态旅游资源都在承受不同程度的破坏,要想进一步保护生态旅游资源,必须要制定更加完善、有效的多元化旅游管理机制,加强对游人的控制和管理,这样才能使我国的旅游资源得到有效的保护。

3. **政府部门加强对生态旅游资源的宏观调控**　为了更好地保护生态旅游资源,地方政府必须要对地方的生态环境及条件进行有效的研究,针对自身所承受能力对旅游资源进行宏观调控,适当控制旅游资源的开发力度和游人数量,并以此为基础来控制生态旅游资源遭受的破坏程度,进而为旅游业的可持续发展提供坚定的调控基础,增加其经济价值。

4. **注重旅游生态人才的培养,注重人才的拓展和开发**　加强对专业化人才的培养和建设是至关重要,应该定期地对员工进行专业化的训练,通过加强工作人员自身的服务水平,进而让生态旅游资源能够有着更好的发展空间。

(张　辛)

 思考题

1. 请结合健康旅游的特点谈谈如何开展健康旅游的营销管理。
2. 请谈谈健康旅游资源管理的理念及主要措施。

第十三章 ┃ 健康服务支撑产业

 本章要点

1. **掌握** 健康服务支撑产业相关概念。
2. **熟悉** 健康服务支撑产业的特点。
3. **了解** 健康服务支撑产业创新集群。

 章前案例

以浙江桐庐某养生村为例,该项目坐落于桐庐——浙江省首个健康小镇富春山健康城内,此地素有"钟灵毓秀之地、潇洒文明之邦"的美誉,国家重点支持高新技术企业、院士专家工作站高度集聚。

2016年习近平总书记在全国卫生与健康大会提出,要树立大卫生、大健康的观念,把以治病为中心转变为以人民健康为中心。世界卫生组织在《21世纪的挑战》报告中也强调:"21世纪的医学,不应该继续以疾病为主要领域,应当以人的健康作为医学的主要发展方向。"这与俞梦孙院士的观点不谋而合。俞院士指出,新时代的医学方向是以"人民健康为中心"的健康中国战略方针,是把以治病为中心的卫生方针转变为人民健康为中心的人民健康系统工程。即将中华传统健康文化精髓与钱学森系统科学原理和方法为代表的现代科技相融合,形成新学科——"人类健康工程"。

该项目以钱学森派"人体是开放复杂巨系统"理论为抓手,与俞梦孙院士及团队携手共建俞梦孙院士工作站暨人民健康系统工程示范基地,整合健康服务支撑产业,打造健康系统工程的研究基地、康复中心联合体的示范基地、健康物联网的技术与设备研发基地,自主研发独创的绿色健康管理体系。经过多轮课题研究与专家论证,得出此体系对慢病调理,提高生命质量有着卓越效果的结论。

第一节 健康服务支撑产业内涵及特点

健康服务业与人民的生活和经济发展息息相关。随着经济社会不断发展,各国人民对健康的认识早已从"无病就是健康"的传统健康观,扩展到整体身心健康的现代健康观,不仅关注身体疾病情况,还涵盖心理健康、社会适应能力和道德水准等方面。

健康服务业和疾病产业的最大区别是其做到关口前移维持和促进人的健康状态为目的,以主动管理、提前干预为手段,提高人的生活质量和预期寿命。

一、健康服务支撑产业内涵

《国务院关于促进健康服务业发展的若干意见》(国发〔2013〕40号)明确提出了健康服务

业的内涵外延,即以维护和促进人民群众身心健康为目标,主要包括医疗服务、健康管理与促进、健康保险以及相关服务,涉及药品、医疗器械、保健用品、保健食品、健身产品等支撑产业。

医疗服务是健康服务业的关键环节和核心内容。尽管健康服务业的内涵丰富、外延宽泛,医疗服务以及提供医疗服务的医疗机构始终是发展的核心所在,没有优质的医疗服务作为支撑,其他衍生、外延服务难以持续发展。要切实落实政府办医责任,坚持公立医疗机构面向城乡居民提供基本医疗服务的主导地位。同时,广泛动员社会力量发展医疗服务,努力扩大医疗服务供给、提高服务效率。

健康保险是健康服务业发展的重要保障机制。人民群众的健康需求能不能转化为消费,很大程度上取决于购买力,国内外的经验表明,健康服务业的长足发展需要成熟的健康保险体系来保障。近年来,随着医改的深入推进,我国基本形成了覆盖城乡居民的全民医保体系,但商业健康保险发展仍然相对滞后,发展健康服务业,需要在完善全民基本医保的基础上,加快发展商业健康保险,建立多层次的医疗保障体系。

健康管理与促进主要面向健康和亚健康人群,内涵丰富,发展潜力巨大。随着人民群众生活水平不断提高,对健康服务的需求正在从传统的疾病治疗转为更加重视疾病预防和保健,以及追求健康的生活方式,对健康体检、健康咨询、健康养老、体育健身、养生美容以及健康旅游等新兴健康服务的需求都在快速增加。

发展健康服务业,需要在不断加强基本医疗卫生保障的基础上,不断发现并针对市场需要,创新服务模式,发展新型业态,不断满足多层次、多样的健康服务需求。

健康服务业支撑性产业涵盖对医疗服务、健康管理与促进、健康保险服务形成基础性支撑及所衍生出来的各类产业,主要包括药品、医疗器械、保健用品、健康食品等研发制造和流通等相关产业,以及信息化、第三方服务等衍生服务。

健康服务业支撑性产业普遍存在多、小、散、乱的问题,需要进一步提高科技水平,通过支持健康相关产品的研制和应用,加快发展并形成健康服务业产业集群,增强市场竞争力。

二、健康服务支撑产业的特点

(一)健康服务支撑产业科技含量高

健康服务业作为服务性产业,提供的产品多为多学科交叉、融合、渗透的产物,与相关学科高新技术的发展紧密相连。如保健食品、诊疗技术、危险因素监测、评估手段等,与信息技术、生命科学、生物工程等高新技术的发展紧密相连,其手段和方法是多学科交叉、融合的范例。因此,要求健康服务支撑产业中的产品及服务具有很高的科技附加值。

(二)健康服务支撑产业具有显著的社会效益和可持续性

健康服务支撑产业为消费者所提供的是与预防、医疗、保健、康复、健康管理等相关的产品、技术及服务,这些技术手段是提高劳动力人口素质、提升全民健康水平的基本保障。因此健康产品和服务的提供不仅关系到人群的健康状况,更与社会稳定和经济可持续发展息息相关。健康服务支撑产业的发展不但具有显著的社会效益,更有极强的可持续性。

(三)健康服务支撑产业链条长,投资大且风险高

健康服务业包含内容广泛,涵盖第一、第二和第三产业,并与许多相关行业有很强的相关性。健康服务业的高技术含量决定了其支撑产业技术研发与产品开发所需软硬设备费用高,周期长,且失败风险很高,同时其相关人力资源的成本亦很高。

第二节　健康服务支撑产业创新集群效应

一、创新集群

创新集群是指在某一产业领域内，一组交互作用的创新型企业和关联机构（包括促进知识和技术转移的公共和私人机构），由于具有共性和互补性而联系在一起并根植于某一特定地域而形成的一种地方性网络组织。

随着经济和社会的发展以及生活方式的变化，世界上几乎所有的国家对健康服务的需求都呈现快速增长的姿态，对其支撑产业的要求也越来越高。健康服务支撑产业创新集群应从两方面理解，一是集群本身需要创新，这包括集群模式、集群布局等；二是通过管理创新、制度创新、技术创新、科技创新等促进创新集群发展。

（一）集群创新

1. 集群模式创新　综观美国纳什维尔的健康产业集群、英国剑桥生物园的生物技术创新集群、迪拜健康城的健康服务业集群，由于历史背景、政策、环境因素，其模式各不相同。因此，历史、知识类型以及集群生命周期的特定阶段和网络时间都是集群分类和形成集群差异最重要的因素之一，不同集群的差异也通常被称作创新模式。

传统产业集群与高新技术产业集群的创新及其过程不同，同一类产业集群在不同国家其创新的方式也不同。高新技术产业集群的创新主要通过加强研究与开发，传统产业集群的创新主要通过知识密集的商业服务。

制造业产业创新集群与服务业产业创新集群也不相同。制造业创新集群强调是企业的集聚，科研机构是作为完善集群组织形态的"配套工程"而引进建设的；服务业集群则是人力、技术、资金的集聚，强调大学科研机构的核心作用，通过服务业的发展带动相关的制造业发展。

2. 集群布局创新　由于创新集群所处的行业、领域不同，以及受路径依赖、区位等因素的影响，集群的布局形式也不尽相同。例如，制造业集群，多可以是块状的，最典型的是"某某园区"，这种类型适合于城郊接合部、地租低的地区。健康服务业集群也呈现出块状布局特征，与制造业不同的是，健康服务业是在中心城区，而不是郊区，如已经成型的波士顿的长木医学区就是典型的块状集群布局。而创意产业、设计产业、广告业、出版印刷业等，这类最大受益于大都市的科技、人才、资金、信息、交通优势，同时又最少受制于大都市的土地资源、能源、水、环境、交通等制约要素的高附加值的知识密集型的都市型产业则适宜在中心城区发展，并形成带状布局，其典型布局形态是"某某一条街"。法律服务业虽然也属于高附加值的知识密集型的都市型产业，但其集群布局可以是点状，在曼哈顿已出现"律师楼"这样的布局，呈现出鲜明的楼宇经济特征。由于产业特点不同以及发达的现代信息技术，城区产业集群布局还可以有一个"蛙跳"的现象，有的可以实现城区与郊区联动发展，如上海北起延安西路、南至中山南路，东起重庆南路、西至凯旋路的 12 平方公里的健康医疗服务密集区内健康医疗产业集群可以跨区与张江生物医药集群、生物工程产业集群联动。由服务业集群带动制造业集群发展，相关产业集群之间互动，从而形成健康服务支撑产业集群。

（二）创新促进集群发展

1. 创新集群的发展离不开创新　没有创新的集群是个没有活力、没有生命力的集群。创新是集群发展的推动力，不断创新推动集群发展、完善，同时也促进集群本身的创新。

管理上的创新可以促进创新集群的发展。创新集群发展的一个重要因素是科技集群与产业集群的互动。科技集群与产业集群互动，能使创新与生产互相促进，提高集群的竞争力。科技集群与产业集群互动的作用在健康服务业集群、生物医药产业集群、生物医药工程产业集群中起着

Note

巨大的推动作用。一个发育良好的集群一定是多种所有制形态并存的。民营企业不发达会降低集群内企业的竞争力,没有内部竞争的集群是难有竞争力的,也难以发展。

2. 科技创新与技术创新　科技创新与技术创新是集群发展的根本。科技创新与技术创新是创新集群发展的必要条件,但不是充分条件,生物技术产业集群发展的历史就表明,生物技术产业成功最终取决于金融,而不是科学。在恰当的时候,通过合适的集群政策,服务业也可以形成集群。

二、健康服务支撑产业创新集群特性

1. 高度集聚性　健康服务业集群最明显的空间表现不仅在于大量企业的集聚,还体现在人才集聚、资本集聚等方面。企业、人才、技术、资本等要素资源的集聚都是互相影响的,人才的集聚可能会不断地衍生健康医疗企业,健康医疗企业的集聚又能不断地吸引投资该领域的资本的进入以及研发机构的入驻,它们相互影响,共同形成了健康服务支撑产业集群的集聚优势。

2. 垂直互动性　相较于其他高新技术产业而言(如 IT 产业在吸引新企业进入集群的主要因素是各产业部门之间的相互联系),健康医疗企业大都从基础科学机构中衍生出来,因此,集群内的企业在垂直维度上与大学、科研机构的合作,远远大于在水平维度上企业间的技术交流与合作,即健康服务支撑产业创新集群内企业之间的互动联系相对较少,企业在特定区域的集聚主要是因为与高水平的研发机构的联系所致,它直接促成了科研机构与健康医疗企业之间的紧密联系。

3. 资源共享性　由于健康服务支撑产业具有周期长、风险高、投入巨大的特性,一个具有发展潜力的健康服务支撑产业集群除了有其核心产业之外,势必要有相关辅助产业及其专业化的服务机构的支持。这些专业化的服务机构为产业集群的成员所共享,它们所提供的服务降低了企业的交易成本。专业化的公共服务平台和咨询机构,是集群中企业所需的重要资源,是将集群联系成为一个有机整体的必不可少的重要元素。例如:生物医药园区提供孵化器、信息服务、培训服务、研究开发服务、融资担保服务及政府行政审批等一条龙服务,为本土医药企业提供了大量的共享资源,使得中小型科技企业可以不必单纯依靠自身的力量生存发展,扶持以中小企业为主体的产业集群将比扶持单体的中小企业更有效率。

因此,单纯的健康医学企业的集聚并不意味着就产生了健康服务支撑产业集群,只有在区域内形成主导产业优势,同时产业的发展可以得到相关辅助机构的支持,使得企业之间的竞争合作、企业与其他机构之间的合作与服务更容易实现,从而在该区域内形成强大的吸引力和凝聚力,才是真正扎根于本地的健康服务支撑产业集群。

第三节　国内外健康服务支撑产业发展状况

一、国外健康服务支撑产业发展动态

(一)"互联网 +"思维下的健康服务支撑产业升级

互联网信息技术与健康服务业的结合是备受瞩目的新趋势。当前处于新一轮科技革命和产业革命浪潮,随着移动互联网、大数据、云计算等多领域技术与医疗健康领域跨界融合,新兴技术与新服务模式快速渗透到包括预防、诊断、治疗等在内的医疗各个环节,并对人们就医习惯、就医方式、健康管理模式等带来重要变化,人类健康管理水平已经达到一个前所未有的高度。

1. 健康大数据将进一步提升健康服务和健康管理水准　2015 年 5 月,国家卫生和计划生育委员会统计信息中心、电子科技大学联合发起成立医疗健康大数据研究院,将运用大数据挖掘与分析等关键技术,对居民电子健康档案、电子病历、全员人口数据库以及医疗卫生机构运行中产生的大量诊疗数据进行挖掘,在突发公共事件、流行性疾病暴发、健康服务业发展、人口流动等领域提供分析和预警,同时提供科学管理和决策的数据基础和信息依据。医疗健康数据的采集、处理、分析以及可视化技术将在医疗机构管理、医疗教学科研、医疗服务质量提升、患者安全保障、新药研发、重大疾病防控等方面发挥重大作用,充分挖掘医疗健康服务能力。

2. 网络和移动互联网技术的发展促进健康信息沟通更加便捷化　网络的发展和科技的进步在健康服务领域的应用促进了健康服务业供需方的相互沟通,尤其是社交网络的发展进一步促进了健康理念、健康信息及相关技术的宣传,推动医疗健康资源普遍化。欧洲国家在 20 世纪 90 年代起,已开始互联网医疗应用,应用部署约占全球总量的 20% 左右。在日本,由政府主持,依托医疗器械企业去实现家用健康医疗器材数字化,通过智能手机或者互联网医疗应用,获取患者个人信息和健康数据,并建立个人医疗数据库。医院不再保存患者的医疗数据,但可以经患者同意查看云端保存的医疗信息并且可以添加新的内容,个人也可以通过移动设备随时查看自己的医疗健康数据。多家市场机构预测,20 年内我国移动医疗市场将突破万亿大关。以智能手机为平台开发的健康管理应用促进了用户对自身健康的管理,健康管理应用开始替代基础健康管理人员,也成为健康管理的新方向。

（二）健康服务支撑产业与多方面领域结合带来新投资

近年来将医疗服务与休闲旅游相结合的医疗旅游业发展迅速。例如,印度的 Apollo 医院与泰国的 Bumrungrad 医院已经积累了丰富的国际医疗旅游经验,吸引了大量发达国家的患者。根据世界卫生组织的预测,到 2022 年,旅游业将占到全球 GDP 的 11%,健康产业占到 12%。旅游业和健康产业在未来发展中对人类生活以及整个经济发展起着关键作用,医疗旅游则是这两大产业的有机结合。2016 年,印度 Apollo 医疗集团、海棠湾医疗公园等重大医疗养生项目落户海南,建设医疗健康养生胜地。新加坡在建立国际医疗保健中心的基础上,通过国际医疗会议等方式,每年会有数十万国际游客被吸引过来,接受医疗旅游服务。

生物技术带动的药物研发与制造依旧吸引了最多的风险投资额,制药领域投资数量少但单个交易额价值高;制药和医疗设备依然是投资热点。随着人们生活水平的提高,入院治疗之后特别是术后治疗为主的康复治疗需求快速增长,治疗和康复技术的发展突飞猛进,成为投资案例最多的细分领域。目前世界各国都存在食物安全问题严峻、慢性病高发、空气污染等各种要素而引发的忧虑,健康管理是新兴投资领域。

（三）医疗健康资源的国际流动加速

健康服务业作为服务性产业,提供的产品多为多学科交叉、融合、渗透的产物,与相关学科高新技术的发展紧密相连。同时健康服务业作为近年来崛起的新兴产业,受到了世界各国的高度重视,各国纷纷采取有效措施积极推进其健康服务业发展。随着健康服务业的快速发展,健康服务支撑产业链条越来越宽,相关产品涉及越来越多的领域,例如在日本,健康服务业已经成为日本政府优先发展和重点扶持的行业,其相关产品涉及农业、旅游、食品、机械、电子、建筑、金融和教育等行业,而且推动一些传统产业向新的领域发展。一方面,各个国家采取有效政策,结合各国实际重点,全面发展本国的健康服务业,同时加强宣传,呼吁全社会共同参与鼓励和支持民营企业,引进社会资本,实现本国健康产业多元化发展、集团化发展;另一方面,面对人口老龄化、慢性病、环境污染和气候变化等全球化问题的威胁,各个国家也积极寻求国际合作以共同面对和解决国际健康难题。近年来,世界健康组织联盟、国际健康与环境组织、国际健康产业协会等健康相关国际化组织相继成立,健康服务业相关的国际论坛也层出不穷。国际合作有利于世界各国相互学习和借鉴,资源共享,共同推动国际健康服务业的发展,提高世界各国人民的健康水平。作为健康产业发展的重要载体,健康产业集群的培育和发展将成为未来政府产业政策的重点所在。

（四）产业集群化促使共建发展全生态链健康服务业

医疗健康资源集聚是全世界的普遍现象，目前健康服务业集群的核心业务是高端医疗服务，集群需要提供种类齐全的医疗服务，能够满足众多患者的需求，但是如果没有一流的医疗服务，那么集群的可替代性就很强，健康服务业集群难以持续发展。以丹麦药谷和美国纳什维尔为例，药谷是丹麦最大的生物技术产业区，位于首都哥本哈根和瑞典南部的斯科纳地区，是欧洲最强大的生命科学产业集群之一，也是近年来丹麦政府致力于创建良好的生物医药政策环境的产物。当地拥有 320 万人口，26 所大学医院，12 所大学，数目众多的医药企业，超过 4 万人在药谷的医药企业中工作，包括具有高学历的 5 000 余名研究人员。产业集群化发展促使形成了包括技术研发、推广和应用的全生态链健康服务业。

二、国内健康服务支撑产业发展动态

近年来，随着保健品市场进一步扩大，保健食品销售额有较大幅度的增长，2017 年，中国保健食品的产值大约为 4 000 亿元，并以每 20% 以上的速度呈递增趋势，但是国内人均保健食品的消费仅仅为日本的 1/12，更低于美国的 1/17。这在一定程度上也折射出中国保健食品市场的巨大发展空间。按照世界银行标准，中国已经进入中上收入国家，居民消费将从满足生存需要转向生活质量需要。保健品行业是健康消费升级的首要受益行业，该行业兼具健康和消费品两种属性，直接受益于我国居民生活水平及健康意识提高，越来越多消费者将保健品从可选消费品转为必需消费品。由于工业、农业污染严重，人们对绿色食品、有机食品的需求量大大增加。在未来，营养健康品将成为我国健康服务业的巨大增长点，随着我国老龄化的到来，营养保健市场有巨大增长空间。

此外，健身娱乐也是健康服务业的新亮点，随着人民生活水平的提高，以及"黄金周"的出现，旅游、健身、娱乐等产业逐渐发展，由体育健身带动的健康相关产业发展潜力巨大。截至 2017 年，我国体育产业总规模（总产出）为 2.2 万亿元人民币，这一数字还在不断更新。

（孟凡莉）

思考题

1. 什么是健康服务支撑产业？如何理解健康服务支撑产业的创新集群特性？
2. 请你从管理学的角度分析健康服务支撑产业在健康服务业中发挥的作用。
3. 请你结合实际思考如何发展健康服务业。

第十四章 | 健康服务人才培养

本章要点

1. **掌握** 健康服务人才的定义和范畴，健康管理师的职业标准。
2. **熟悉** 健康服务人才学历教育和职业教育的培养现状。
3. **了解** 健康管理师的相关要求。

 章前案例

×××大学健康服务与管理专业发展历程

2011 年，×××大学开始招收公共事业管理（健康管理方向）专业本科生，旨在培养富有创新精神，具备现代健康理念，掌握现代管理理论和信息化管理技术、医学康复理论知识和技能，拥有健康服务技能，能力强、素质高，富有亲和力，能在健康、文教、卫生、社会保险等企事业单位从事技术与管理工作的应用型人才。2016 年，×××大学获教育部批准，设立全国首批"健康服务与管理"专业（唯一的中医高校），并积极参与全国首套健康服务与管理系列教材（人民卫生出版社）的编写工作。该专业为浙江省重点建设的新兴特色专业，所属学科获得 2015 年浙江省重点一流学科资助，注重学生健康素质和管理能力的培养，实行"宽口径、厚基础、重实践"的培养模式。借助本校中医学科背景，借助与国际部分知名高校（美国密西根大学、日本早稻田大学等）的合作平台，×××大学健康服务与管理专业重点发展中医健康管理方向、健康大数据分析方向，着眼于服务国家对中医药、健康大数据等健康服务人才培养的宏观战略及需求。在健康管理人才培养方面，注重"知行合一"，强化实践，不断探索应用型人才培养的创新模式。

第一节 健康服务人才概述

一、健康服务人才定义

健康是指一个人在身体、精神和社会等方面都处于良好的状态，而不仅仅是躯体没有疾病。世界卫生组织提出健康服务涉及疾病诊断和治疗、健康促进、健康维护与康复的所有服务，健康服务的范畴应该包括疾病医疗服务、心理精神服务、预防保健服务、健身养生服务、健康教育培训等。而健康服务人才指掌握健康管理理论、技术与方法，具备现代健康理念与健康管理特长，掌握健康服务相关技能的健康服务业相关人才，包括护士、养老护理员、药剂师、营养师、育婴师、按摩师、康复治疗师、健康管理师、健身教练、社会体育指导员等专业人员。

二、健康服务人才范畴

国务院于 2013 年 9 月下发的《关于促进健康服务业发展的若干意见》(国发〔2013〕40 号)首次从我国政府层面定义了健康服务业的基本概念与范畴:"健康服务业以维护和促进人民群众身心健康为目标,主要包括医疗服务、健康管理、健康保险以及相关服务,涉及药品、医疗器械、保健用品、保健食品、健身产品等相关支撑产业。"这一定义明确了健康服务业的属性是现代服务业;确立了健康服务业的任务是维护和促进人民群众身心健康;界定了健康服务业的行业范畴是医疗服务、健康管理、健康保险三大行业支柱体系,及其外延即行业所依托和链接的医药、保健、器械、材料等诸多支撑产业。

健康产业是指与维持健康、修复健康、促进健康相关的一系列有规模的产品生产、服务提供和信息传播等相关产业的统称。健康产业可分为医疗性和非医疗性健康服务两大类,包括四大基本产业群体:

(一)医疗服务机构为主体的医疗产业

(二)药品、医疗器械以及其他医疗耗材产销为主体的医药产业

(三)保健食品、健康产品产销为主体的传统保健品产业

(四)以个性化健康检测评估、咨询服务、调理康复和保健促进等为主体的健康管理服务产业

从事以上所有健康服务业相关产业的人才均属于健康服务人才的范畴。

三、健康服务人才需求

业兴于才,才以业立,在关系到健康中国建设的众多保障体系中,人才建设是最基础、最关键的部分。健康服务产业的发展离不开人才的支撑。《关于促进健康服务业发展的若干意见》指出要加大人才培养和职业培训力度,支持高等院校和中等职业学校开设健康服务业相关学科专业,引导有关高校合理确定相关专业人才培养规模。鼓励社会资本举办职业院校,规范并加快培养护士、养老护理员、药剂师、营养师、育婴师、按摩师、康复治疗师、健康管理师、健身教练、社会体育指导员等从业人员。此外,文件中提及未来健康服务业的发展目标为:"到 2020 年,基本建立覆盖全生命周期、内涵丰富、结构合理的健康服务业体系,打造一批知名品牌和良性循环的健康服务产业集群,并形成一定的国际竞争力,基本满足广大人民群众的健康服务需求。健康服务业总规模达到 8 万亿元以上,成为推动经济社会持续发展的重要力量。"据统计,全国2013 年康复治疗技术人员实际拥有数为 3 万余人,平均配置值仅 0.24 人/万人,与经合组织国家的 2.55 人/万人相差 10.6 倍。据测算,全国医疗卫生行业 2020 年、2030 年康复治疗技术人员需求缺口总数分别为 23 万人、41 万人。根据西方国家部分地区和中国香港、中国台湾地区的经验,心理咨询师与人口的合适比例为 1∶1 000。按此比例计算,我国 14 亿人口将需要 140 万心理咨询师。此外,据不完全统计,我国养老服务业约需要 100 多万的从业人员。而目前全国养老护理员持证人数不超过 6 万人,持证人员数量不到总需求的 10%。

《关于促进健康服务业发展的若干意见》明确了我国健康服务业发展的指导思想、发展目标、基本原则和主要任务,并制定了一系列配套的政策措施。在政府主导、支持下,经过全社会的共同努力,我国健康服务业必将迎来快速发展的春天,未来我国健康服务业面临着难得的发展机遇和广阔的发展前景。健康服务业是在传统医疗服务的基础上,为了满足社会、经济发展和人们精神物质需求增长而形成的现代服务业。当前,我国经济正处于产业结构调整的战略部署阶段,第三产业逐渐成为我国经济发展的主要发展方向,这为健康服务业的快速发展提供了机遇和挑战。随着社会经济的发展和人们生活水平的提高,健康问题将会受到越来越多人的重视,人们对健康产品和健康服务人才的需求也将越来越迫切。

第二节　健康服务人才培养现状

一、学历教育

（一）健康管理人才学历教育

随着国家对健康服务业的日益重视和人们对健康需求的日益增长，在政府、学界和市场的不断推动下，健康相关专业应运而生，并在近年来在国家相关政策和教育部的大力支持下蓬勃发展起来。2008 年开始，我国有关院校如杭州师范大学、浙江中医药大学、海南医学院、浙江农林大学等率先进行了健康管理专业人才培养的积极探索工作，培养早期多是在公共事业管理专业中设置健康管理方向，多为管理学、医学、社会学、经济学等应用型交叉学科。2016 年，教育部正式批准设立健康服务与管理本科专业，首次批准我国 5 所高校招收"健康服务与管理"本科专业，分别是浙江中医药大学、广东药科大学、成都医学院、滨州医学院、山东体育学院。截至 2020 年，已有 109 所高校开办了健康服务与管理专业，未来这些高校将为健康中国战略的实施输送健康相关的高级人才。该专业为本科四年制，授予管理学学位。同时，杭州师范大学、浙江中医药大学率先开展了"治未病与健康管理"硕士、博士研究生的培养，为社会培养了高层次的健康相关人才。

（二）健康服务相关支撑产业人才学历教育

我国卫生事业管理本科教育始于 1985 年，目前已有近 80% 的医学院校开设卫生管理相关专业。据统计，当前卫生事业管理专业的学生比例在我国本科院校中仅占全体本科生的 5%，目前就职员工中拥有中级及以上职称的卫生事业管理专业出身的人员占比不到 30%，可见卫生事业管理专业方面的高端人才在卫生医疗机构中明显不足。

2013 年，国务院印发了《关于加快发展养老服务业的若干意见》（国发〔2013〕35 号）指出要丰富商业健康保险产品。在完善基本医疗保障制度、稳步提高基本医疗保障水平的基础上，鼓励商业保险公司提供多样化、多层次、规范化的产品和服务。商业保险在未来医疗保险中将发挥愈来愈重要的角色。但当前我国仅约有 35 所高等院校设立了医疗保险或健康保险专业，医疗保险的专业人才供给远远不能满足社会巨大的需求。

为了促进养老相关人才的培养，《关于加快发展养老服务业的若干意见》提出"教育、人力资源、社会保障、民政部门要支持高等院校和中等职业学校增设养老服务相关专业和课程，扩大人才培养规模，加快培养老年医学、康复、护理、营养、心理和社会工作等方面的专门人才，制定优惠政策，鼓励大专院校对口专业毕业生从事养老服务工作"。2007 年，湖南岳阳职业技术学院等院校开始招收老年护理专业方向学生。2010 年，天津中医药大学开设老年护理专业方向，招收本科生。2017 年，全国共有 154 所高职院校开设老年服务与管理专业，专业点数 163 个，招生人数 4 798 人；共有 21 所高职院校开设老年健康与管理专业，专业点数 22 个，招生人数 927 人；共有 20 所高职院校开设护理专业（老年护理专业方向），招生人数 2 901 人。

《关于加快发展养老服务业的若干意见》强调全面发展中医药医疗保健服务，充分发挥中医医疗预防保健特色优势，提升基层中医药服务能力，力争使所有社区卫生服务机构、乡镇卫生院和 70% 的村卫生室具备中医药服务能力。南京中医药大学、成都中医药大学开设的中医养生学专业，黑龙江中医药大学开设的中医康复学专业等新专业于 2016 年首次获批，2017 年正式招生。中医养生学本科专业学制 5 年，学生毕业后授予医学学士学位。2017 年，普通高校开设中医养生学专业 8 个。但中医养生与保健专业人才培养模式、教学体系没有国家统一标准，学科建设仍在探索中。

二、健康服务人才培养展望

《"健康中国 2030"规划纲要》指出：健康是促进人的全面发展的必然要求，是经济社会发展的基础条件。实现国民健康长寿，是国家富强、民族振兴的重要标志，也是全国各族人民的共同愿望。未来 15 年，是推进健康中国建设的重要战略机遇期。经济保持中高速增长将为维护人民健康奠定坚实基础，消费结构升级将为发展健康服务创造广阔空间，科技创新将为提高健康水平提供有力支撑，各方面制度更加成熟更加定型将为健康领域可持续发展构建强大保障。

立足全人群和全生命周期两个着力点，提供公平、可及、系统、连续的健康服务，实现更高水平的全民健康是建设健康中国的根本目的。随着我国工业化、城镇化、人口老龄化进程的不断加快，慢性病发病、患病和死亡人数不断增多，慢性病已经成为影响群众健康的最大威胁。《"健康中国 2030"规划纲要》提出到 2030 年，实现全人群、全生命周期的慢性病健康管理，总体癌症 5 年生存率提高 15%。为了实现慢性病中长期防治规划和完成健康中国的宏伟目标，我国急需建设一支技能过硬、人员稳定的高素质健康服务业人才队伍。

《"健康中国 2030"规划纲要》提出要积极促进健康与养老、旅游、互联网、健身休闲、和食品的融合，催生健康新产业、新业态、新模式。发展基于互联网的健康服务，鼓励发展健康体检、咨询等健康服务，促进个性化健康管理服务发展，培育一批有特色的健康管理服务产业，探索推进可穿戴设备、智能健康电子产品和健康医疗移动应用服务等发展。规范发展母婴照料服务。培育健康文化产业和体育医疗康复产业。制定健康医疗旅游行业标准、规范，打造具有国际竞争力的健康医疗旅游目的地。大力发展中医药健康旅游。打造一批知名品牌和良性循环的健康服务产业集群，扶持一大批中小微企业配套发展。

《"健康中国 2030"规划纲要》为健康服务业的发展指明了方向，但健康服务学科建设的滞后已经成为制约健康服务业发展的瓶颈。一方面，健康服务业人才培养应坚持以需求为导向，关注影响人民群众健康的各类问题，围绕慢性病管理、健康服务模式构建、健康风险评估、健康干预技术的创新等方面开展工作，培养学生掌握健康管理的具体实施技术，包括健康检测技术、健康评估技术、健康干预技术等；另一方面，除了高校内部的学科教育体系，健康服务业还应加大继续教育、职业教育力度，吸纳更多专业领域的实践人才加入健康服务业大军中来；此外，健康服务业人才培养还应大力加强学科建设，推动医学院校、医疗事业单位健康服务业人才的职称评审体系建设，为健康服务人才的可持续发展提供标准；同时，还应从以规模效应为主导的外延式发展模式过渡到以学科建设为主导的内涵式发展模式，积极引领健康管理机构与产业的可持续发展。

第三节　健康管理师与职业发展

一、职业标准

根据国务院推进简政放权、放管结合、优化服务改革部署，为进一步加强职业资格设置实施的监管和服务，人力资源社会保障部研究制定了《国家职业资格目录》（人社部发〔2017〕68 号）。目录中，人力资源社会保障部发文明确健康管理师由国家卫生健康委员会职业技能鉴定机构考核发证，其他任何行业协会、学会等均不可变相开展认定。《国家职业资格目录》先后取消了营养师，心理咨询师，养老护理员，康复治疗师等大健康相关职业的认证，保留了健康管理师，体现了健康管理师在大健康产业中的重要性和不可替代的作用。健康管理跨越基础医学、营养学、心理学、中医学、运动学、康复学及慢病管理等多种学科，健康管理师是营养师、心理咨询师、预防医学医生、健康教育专家、医学信息管理人员等的综合体，是健康产业最紧缺的复合型人才。

健康管理师职业标准：2007 年，根据《中华人民共和国劳动法》的有关规定，为了进一步完善国家职业标准体系,为职业教育和职业培训提供科学、规范的依据,国家卫生和计划生育委员会同劳动和社会保障部在中华预防医学会健康风险评估与控制专业委员会协助下,委托有关专家制定了《健康管理师国家职业标准》(以下简称《标准》)。《标准》中明确阐明:健康管理师是从事个体或群体健康的监测、分析、评估以及健康咨询、指导和危险因素干预等工作的专业人员。健康管理师是卫生行业特有的国家职业,共设三个等级,分别为:健康管理师三级(国家职业资格三级)、健康管理师二级(国家职业资格二级)、健康管理师一级(国家职业资格一级)。

二、相关要求

健康管理师共设三个等级,目前只开展健康管理师三级的职业资格考试,考试合格后由国家卫生健康委员会颁发《健康管理师职业资格证书》。未来国家卫生健康委员会职业技能鉴定机构将陆续开展健康管理师二级和一级的相关认证及考试工作。健康管理师的具体申报条件,鉴定方式,职业道德,基础知识,知识要求和技能要求如下:

(一)申报条件

1. 三级健康管理师(具备以下条件之一者)

(1)具有医药卫生专业大学专科以上学历证书。

(2)具有非医药卫生专业大学专科以上学历证书,连续从事本职业或相关职业工作2年以上,经三级健康管理师正规培训达规定标准学时数(不少于180标准学时),并取得结业证书。

(3)具有医药卫生专业中等专科以上学历证书,连续从事本职业或相关职业工作3年以上,经三级健康管理师正规培训达规定标准学时数(不少于180标准学时),并取得结业证书。

2. 二级健康管理师(具备以下条件之一者)

(1)取得三级健康管理师职业资格证书后,连续从事本职业工作5年以上。

(2)取得三级健康管理师职业资格证书后,连续从事本职业工作4年以上,经二级健康管理师正规培训达规定标准学时数(不少于130标准学时),并取得结业证书。

(3)具有医药卫生专业本科学历证书,取得三级健康管理师职业资格证书后,连续从事本职业工作4年以上。

(4)具有医药卫生专业本科学历证书,取得三级健康管理师职业资格证书后,连续从事本职业工作3年以上,经二级健康管理师正规培训达规定标准学时数(不少于130标准学时),并取得结业证书。

(5)取得医药卫生专业中级及以上专业技术职务任职资格后,经二级健康管理师正规培训达规定标准学时数(不少于130标准学时),并取得结业证书。

(6)具有医药卫生专业硕士研究生及以上学历证书,连续从事本职业或相关职业工作2年以上。

3. 一级健康管理师(具备以下条件之一者)

(1)取得二级健康管理师职业资格证书后,连续从事本职业工作4年以上。

(2)取得二级健康管理师职业资格证书后,连续从事本职业工作3年以上,经一级健康管理师正规培训达规定标准学时数(不少于110标准学时),并取得结业证书。

(3)具有医药卫生专业大学本科学历证书,连续从事本职业或相关职业工作13年以上。

(4)取得医药卫生专业副高级及以上专业技术职务任职资格后,经一级健康管理师正规培训达规定标准学时数(不少于110标准学时),并取得结业证书。

(5)具有医药卫生专业硕士、博士研究生学历证书,连续从事本职业或相关职业工作10年以上。

(二)鉴定方式

分为理论知识考试和专业能力考核。目前三级健康管理师考试理论知识考试和专业能力考核均采用上机操作方式。题型均为选择题,基础知识考试为单选题和多选题,共100道题,专业能力考核为单选和不定项选择题，共 100 道题。理论知识考试和专业能力考核均实行百分制，成绩皆达 60 分及以上者为合格。二级健康管理师和一级健康管理师还须进行综合评审。

（三）基础知识

1. 健康管理基本知识

（1）健康管理的基本概念与组成。

（2）健康风险评估理论与应用。

2. 健康保险相关知识

（1）中国医疗保险与商业健康保险的现状。

（2）中国医疗保险与商业健康保险的原理和方法。

3. 医学基础知识

（1）临床医学基础知识。

（2）预防医学基础知识。

（3）常见慢性非传染性疾病基本知识。

（4）卫生保健基本知识。

（5）流行病学和生物统计学基础知识。

（6）健康教育学基础知识。

（7）中医养生学基础知识。

4. 其他相关知识

（1）医学信息学基本概念。

（2）营养与食品安全基础知识。

（3）心理健康概念。

（4）健康相关产品知识。

（5）医学伦理学的基本概念。

（6）健康营销学相关知识。

5. 相关法律、法规知识

（1）《中华人民共和国劳动法》相关知识。

（2）《中华人民共和国消费者权益保护法》相关知识。

（3）《中华人民共和国执业医师法》《中华人民共和国食品法》等卫生相关法律、法规知识。

（四）技能要求和知识要求

根据《健康管理师国家职业标准》，健康管理师三级的技能要求和知识要求见表 14-1。

表 14-1　健康管理师三级技能要求和知识要求

职业功能	工作内容	能力要求	相关知识
一、健康监测	（一）信息收集	1. 能够选用健康调查表 2. 能够填写健康信息记录表 3. 能够进行身高、体重等体格测量 4. 能够识别不合逻辑的健康信息记录 5. 能够使用常用健康信息记录表收集信息	1. 信息采集的原则、途径和方法 2. 基本体格测量知识
	（二）信息管理	1. 能够录入信息 2. 能够进行数据清理 3. 能够传递和接收健康信息 4. 能够保存健康信息	1. 健康信息鉴别与核实的原则和方法 2. 计算机应用基础知识 3. 信息安全知识 4. 个人隐私保护知识

续表

职业功能	工作内容	能力要求	相关知识
二、健康风险评估和分析	（一）风险识别	1. 能够识别相关健康危险因素 2. 能够选择健康风险评价指标 3. 能够使用选定的健康风险评估工具进行健康风险识别	1. 健康危险因素知识 2. 健康风险评估工具使用方法
	（二）风险分析	能够根据识别的健康风险结果作出初步判断	健康风险报告的书写原则和要求
三、健康指导	（一）跟踪随访	1. 能够采用电话、邮件或交谈等方法进行随访 2. 能够记录个体和群体健康指标的动态变化	1. 沟通技巧 2. 科学观察和记录的技巧
	（二）健康教育	1. 能够按照既定方案，选用健康教育材料 2. 能够在个体或群体中传播健康信息	1. 健康教育计划制订方法和原则 2. 健康信息传播的方法
四、健康危险因素干预	（一）实施干预方案	1. 能够按照干预方案制订实施计划 2. 能够根据实施计划进行干预	健康风险因素（高血压、高血脂、肥胖、吸烟等）干预方法
	（二）监测干预效果	1. 能够利用特定的工具（如体重计、血糖仪、血压计、记步器等）记录健康指标的变化并作出反馈 2. 能够根据干预计划核查干预措施执行情况	1. 干预的原则 2. 干预过程的记录与报告方法

健康管理师二级和一级的技能要求和知识要求详见《健康管理师国家职业标准》。

三、职业发展展望

随着健康服务与管理专业的设立以及健康管理师职业资格考试的开展，健康管理人才队伍不断扩充，但还存在不少问题亟待解决。健康管理学科尚未进入国家医学学科目录及教育体系；大多数开展健康管理的服务机构和科室并不在编制内而是编外机构；健康管理专业没有列入医学职称系列和医学教育系列，严重影响了学科人才队伍建设，是急需解决的人才培养问题。

国家卫生健康委员会公布的《国家基本公共卫生服务规范（2013 年版）》包括了 13 项内容，其中 8 项内容是健康管理。但我国目前社区卫生服务中心的医生总人数约 80 万，平均每人的服务对象为 6 100 余人。因此，以目前社区卫生服务中心的人力资源（医、护、防保人员等），根本无法完成规范中规定的基本工作，客观上需要培养大量健康管理人员。要完成《规范》提出的健康管理服务，估计全国需要约 300 万具有健康管理专业能力和资质的人或健康管理师。2014 年厦门市以"急慢分治"为切入点，以"三师共管"家庭医生签约服务为服务模式，推动专科医师、全科医师、健康管理师组成服务团队，提供连续性、一体化的卫生与健康服务，形成了具有厦门特色的"三师共管"家庭医生签约模式。2017 年该模式被国家卫生健康委员会列为签约服务五大模式之一。健康管理师未来将在基层医疗单位发挥越来越重要的作用。

健康管理经过近十年的发展，无论在学科体系、产业实践，还是在队伍建设、人才培养等方面，都取得了长足的进展。2005 年，健康管理师被列为卫生行业特有国家职业。2007 年健康管理师国家职业标准颁布。2009 年，中国健康管理专家达成了《健康管理概念与学科体系的中国专家初步共识》，使健康管理的理念和体系框架更加清晰。这个年轻的学科、新型的产业、职业，发展速度十分迅猛，从十年前还鲜为人知，到现在健康管理已经是医疗卫生和健康领域的时尚名词、学科与行业。不少医院建立起健康管理中心,全国有几千家健康管理机构,数十万人以此为职业。中华医学会和中华预防医学会及其地方学会也纷纷建立了健康管理学分会,有109所高校开设健康服务与管理本科学历教育,其中部分开展了研究生培养。尤其是2013年国务院发布《关于促进健康服务业发展的若干意见》,将健康管理与健康促进列为健康服务业的4个核心内容之一,这更让人们看到了健康管理在未来的健康产业中的巨大前景。

根据人力资源社会保障部发布的最新《国家职业资格目录》(人社部发〔2017〕68号),健康管理师是由国家卫生健康委员会职业技能鉴定机构考核发证的大健康职业相关证书。《国家职业资格目录》先后取消了营养师,心理咨询师,养老护理员,康复治疗师等相关职业的认证,未来健康管理师的培养可以采用新型的"1+X"培养模式,在获得健康管理师证书的基础上,根据相关从业人员的未来就业方向和单位需求开展营养学、心理学、中医学、运动学、康复学及慢病管理等多学科的职业技能培训,为大健康产业的发展提供所需的复合型健康相关服务人才。

（马德福）

 思考题

1. 面对健康服务产业在国内蓬勃发展的机遇和挑战,作为健康服务与管理专业的学生如何成为未来合格的健康服务人才?

2. 结合当前我国关于健康服务与管理专业发展的方针、政策和法规,以及《健康中国2030》对未来健康中国建设的展望,我们如何结合自己的专业开创健康新产业、新业态、新模式?

3. 结合健康管理师的职业标准和知识、技能要求,思考未来如何成为一名合格的健康管理师?

第十五章 ┃ 健康服务业发展国际概述

本章要点 ────────────────────────────────

1. **掌握** 国际健康服务业发展对我国的启示。
2. **熟悉** 主要国家健康服务业发展现状及经验。
3. **了解** 主要国家健康服务业发展历程。

章前案例 ────────────────────────────────

迪拜健康城——健康服务的自由之地

1985 年迪拜设立自由贸易区,从此迎来了迪拜经济的高速发展期,其在工业,互联网等方面均取得了巨大成功,成为全球行业领先的佼佼者,然而它的健康产业却始终处于相对落后的状态。2002 年,为满足当地人以及中东周边地区 20 亿人口的健康需求,特康投资集团投资建设了全球首个健康保健自由区——迪拜健康城(DUBAI Health Care City)。健康城的建设以迪拜拉希德医院和商业中心为基础,依托迪拜特殊的旅游和商业资源,在原有基础上进行重新规划,致力于让健康城成为医疗区与度假区完美结合的典范,以确保健康服务的连续性和多样性。

健康城主要由医疗区、度假疗养区以及马克图姆医疗研究中心构成,集诊断、检查、护理、疗养以及教育研究于一体,同时将健康产业和旅游产业充分融合,形成一个商业旅游业和健康服务业相互促进的良性循环。医疗区主要提供传统的医疗服务、替代性医疗服务、医疗教育研究以及相关的支持系统。其最大的特色在于将可替代性医疗从医疗区中分离,带动周边商业。另外针对人们日益多样的健康服务需求,健康城也开发了许多新的健康服务项目,如针灸、松骨等。度假疗养区主要提供持续护理的住家式医院、豪华温泉度假村以及美容等其他健康服务。其中的运动康复中心,是世界一流的运动医学专家为专业运动员提供运动分析,运动评估等服务的地方,每年吸引世界各地明星运动员前来进行运动康复,从而以明星效应带动产业发展。

2015 年,迪拜位列全球医疗旅游目的地第 17 位。另外根据报道,2016 年迪拜接待医疗游客约 32.7 万人次,同比增长 9.5%,医疗旅游市场总产值达 3.8 亿美元。从以上迪拜健康城的案例可见,健康服务业所带来的效益是巨大的,正逐步成为世界各国国民经济发展的支柱产业。

第一节 国际健康服务业发展概述

一、国际健康服务业发展简史

健康服务业发展的主要驱动力是居民健康需求的提高,因此国际健康服务业的发展在起步阶段基本都是以卫生服务为核心而逐步拓展。由于各国卫生服务体系发展模式和所在的历史阶段不同，其健康服务业发展有着各自的历史特点和发展特色。本节将以美国、日本、英国三个国家为例，简要介绍国际健康服务业的发展历程。

（一）美国健康服务业发展历程

美国的健康服务业以健康管理为核心。健康管理业2004年产值在健康服务业中占比65%，这对美国整个健康产业的发展壮大有重要作用。1908年的兵役体检是美国健康检查服务的起源；1914年，美国保险公司全面推行健康检查项目；20世纪20~30年代，"蓝盾/蓝十字"非营利计划开展；20世纪40年代，随着私人健康保险的发展，市场格局开始发生改变，健康管理服务开始萌芽；20世纪60年代末，美国基本形成以私人健康保险为主体，公益健康保险为补充的医疗保障体系，其中，私人健康保险主要由商业保险公司提供，社会保险主要由非营利公益健康维护组织提供；1969年，美国政府将健康管理纳入国家医疗保健计划。此外，美国健康与人类服务部先后于1980年、1991年、2000年以及2010年颁布四个阶段的"健康公民"战略规划以促进健康服务业发展，指导国民健康实践，提升国民健康水平。

（二）英国健康服务业发展历程

英国健康服务业以国家健康服务体系（national health service，NHS）为核心而逐步发展。NHS最早起源于1536年的《济贫法》，该部法律规定贫穷者生病可以获得政府的医疗救助；1875年，英国政府颁布新《公共卫生法》，允许地方政府使用地方财政在当地建立医院；1911年颁布的《国民健康保险法》中规定健康保险费用由雇主、职工和国家按不同比例进行分担；1946年，议会通过《国民健康服务法》，并于1948年7月5日开始执行，由此英国国家健康服务体系正式形成；20世纪60到70年代，是NHS体系的鼎盛时期，医学科学取得极大进展，同时科学合理的医疗服务框架也逐步形成，大量的医疗康复中心在全国范围内建立；2000年7月，政府发布了NHS现代化改革的五年计划，政府投入NHS的资金从2003年的681亿英镑增加到2008年的1 094亿英镑；2011年，政府在医改中着重整合现有的医疗服务，以应对人口老龄化以及慢性病患病率增加等问题，取得了一定的成效。目前形成以NHS体系为主导，商业保险和社会救助为补充的健康服务体系。

（三）日本健康服务业发展历程

日本健康服务业以积极应对人口老龄化，构建有效的社会养老模式为特色。日本是全球老龄化最严重的几个国家之一，为应对老龄化问题，日本很早就开始了相关政策的探索。1950年，日本制定的《生活保护法》中提出最低保障理念，形成二战后老年人群社会保障的基本框架；为实现医疗服务的全覆盖，日本在1958年和1959年先后颁布了《国民健康保险法》和《国民年金法》；1963年，日本颁布《老人福利法》，确立了老年人社会保障制度；1988年日本开始提倡全年健康计划，包括：健康测定、运动指导、心理健康咨询、营养指导、保健指导等；日本在1997年引入出院计划理念，根据患者和其家属的情况，选择最合适的出院场所，进行必要的安排、教育指导和提供系统化的服务；2000年，日本发起21世纪国民健康促进运动，即"健康日本21"，是日本第三个国民健康促进计划，同年颁布《护理保险法》；2012年日本发布"健康日本21"第二阶段的战略规划。2010年，日本将促进健康产业发展作为推动日本产业结构升级的计划之一；2013年，日本政府将医疗和健康产业定位为经济增长战略的新重心；2007—2016年间，日本实施了"新健康开拓战略"，试图帮助国民实现"运动一生"的生活方式。

二、国际健康服务业发展趋势

（一）健康需求转变促进健康服务的调整与创新

随着世界老龄化进程的进一步加快，以及疾病谱的改变，慢性病和亚健康状态已经成为困扰人类的主要健康问题，联合国人口发展基金会预测到2050年60岁以上的老年人口将达到20.3

亿，占全世界总人口的 22%，并且随着生活水平的提高以及生活方式的转变，越来越多的人开始关心自身的健康状况，同时养老和慢性病问题也得到世界各国政府和社会公众的普遍关注，空前的健康服务市场需求为国际健康服务业带来了广阔的发展空间。预计在未来，养老服务业将在各国经济体系中占据较大比重，与老年健康保健、辅助器械等相关的生产制造销售业将迎来较好前景。现在处于亚健康状态的人也越来越多，慢性病发病呈年轻化趋势，人们如何对自身的健康进行有效管理，这也是健康服务从业者亟需考虑的问题。针对以上健康问题，必将衍生出相应的健康服务以满足人们越来越多元化的健康需求。

（二）互联网信息技术与健康服务业结合

全球目前已进入信息化时代，健康服务业要想获得持久的生命力必须与互联网信息技术相结合，完成产业升级。智能手机等移动设备的普及大大方便了人们的生活，已成为现代人工作生活不可或缺的工具，因此基于智能手机平台开发移动医疗应用将是大势所趋，这将大大促进用户对自身健康的管理。移动互联网技术的发展也使得健康信息、健康理念的传播和接收更加便捷，有力促进居民和健康服务机构之间的相互沟通。2013 年中国国际健康养生服务产业创新发展高端论坛上，专家共识认为应当充分运用健康大数据，建立一个完善的数据库，通过互联网信息技术与健康服务业融合发展，进一步提高健康服务的质量和水准，推进健康产业的发展。

（三）健康服务业与多行业融合发展

推动健康服务业深入发展，应该致力于将健康服务与多门学科和多种产业进行交叉融合，并且与相关高新技术的发展紧密相连。随着健康服务业的快速发展，相关产业项目会涉及越来越多的领域，例如日本的健康服务业涉及旅游、食品、机械、建筑和教育等行业。健康产业蓬勃发展的同时也促进了一些传统产业的革新。例如迪拜、新加坡等国家健康旅游业的发展便是健康产业与传统旅游业完美结合的典范。此外，健康服务业与健康制造业也将进一步融合互动、相互促进。一般认为健康服务业是提供服务为主，健康制造业以生产为主，两者融合发展已是不可逆转的趋势，实现产品和服务间的良性互动是健康服务业长足发展的必然途径，例如可穿戴装备、护理机器人、辅助康复装置等技术设备为健康服务业注入新的活力，而人工智能在未来健康服务上的应用将带来爆炸式的增长。

（四）健康服务业集群化发展和国际合作

健康产业集群化发展能够促进区域内健康资源的共享，提升健康服务效能。目前健康服务业集群的核心业务主要以高端医疗服务为核心业务，因此集群化要求尽可能提供多层次、多种类的健康服务，以满足不同消费者的需求，同时还需要在此基础上发展衍生出多形式、有特色的健康服务。以迪拜健康城为例，迪拜健康城由健康疗养院、矿泉疗养浴场、运动医学部、五星级旅馆、购物中心以及健康计划中心构成，为各国游客提供一体化的健康服务。除此之外，面对人口老龄化、慢性病等全球化健康问题的威胁，各国必须主动寻求国际合作以共同面对和解决国际健康难题。随着全球化进程深入演变，各国之间的命运早已变得息息相关，国际合作有利于世界各国相互学习和借鉴，共同推动国际健康服务业的发展，提高世界各国人民的健康水平。因此，健康服务业的发展不能仅仅局限在一个地区或一个国家，而应从全球的角度去规划发展，在借鉴他国经验的同时，发展出具有国家特色的健康服务。

第二节　各国健康服务业发展现状

近年来，健康服务业以其就业拉动力大、经济效益高、关联性强等特点，成为世界各国的"朝阳产业"，根据世界银行及世界卫生组织统计数据，2015 年全球健康产业市场规模达 7.98 万亿美元，占全球 GDP 的 10.3%，其中医疗服务占 19.6%，医药产业占 17.1%，健康管理占 10.9%，保健食品占 6.8%，养老产业、健康旅游等其他领域占 45.6%。健康服务业在世界经济体系中占据了重要位置，在各国经济中的比重不断增加。本节以美国、英国、日本三个国家为例，介绍其特色化健康服务业发展现状。

一、美国健康服务业

（一）美国健康服务业简介

美国健康服务业是由健康管理来统筹发展的，健康管理推动了整个国家"提高国民健康素质、降低社会医疗开支"双重目标的实现，并促进整个健康产业迅速发展。目前健康服务业已成为美国第一大产业，据美国劳工部统计，2012年美国卫生总费用达到2.75万亿美元，占GDP16.9%，有1 697万人从事健康服务和社会救助工作，占当年全国总就业人数的11.7%，预计到2022年将持续增加499.4万个职位。非医疗的健康管理服务领域是美国健康服务业内部增长最快的领域，2012年美国从事健康管理服务业的人数为660万人，占全国就业总人数的4.55%，健康管理已占美国整个健康产业的60.2%。自金融危机后，美国的健康服务业同制造业等形成了良好的产业关联，一大批健康服务和管理企业涌现，美国家庭及社区的健康服务需求旺盛，同时政府对健康管理组织提供税收补贴以及资金支持，从而促进了美国这种需求牵引、技术推动、企业主导、政府跟进的健康管理发展模式的形成。

（二）美国健康服务业结构特点

美国的健康服务业以私立机构为运营主体，在有序的市场环境中进行相互竞争。美国现拥有全球最大的医疗服务市场，其医疗技术处于世界领先地位。美国拥有约16 000个护理院提供护理及家庭照护服务，以及超过5 000家医院提供住院服务，其中私立医院占比约85%。在如此大规模医疗卫生服务产业下，绝大多数的医疗卫生服务是由健康保险来支付。市场主导的美国管理式健康保险组织，是美国健康服务业的重要组成部分，带动整个健康产业的形成和迅速发展，成为带动收入和就业增长的重要来源。

（三）美国健康服务业所面临的问题与挑战

从整体层面看，美国健康服务业有着市场化和规模化的特点，产业链成熟，高度发达的健康服务产业连接了诸多附属产业，进而推动了整个美国社会经济的发展。但是，美国健康服务业也面临着一些问题，由于健康服务提供方以私立机构为主，加之政府干预少，在健康服务公平性方面有所缺失，不利于对某些弱势群体健康的保护。另外在20世纪90年代兴起的合并风潮影响下，健康服务的价格明显上升，对美国民众造成了一定的经济负担。

二、英国健康服务业

（一）英国国家健康服务体系简介

英国健康服务业以国家健康服务体系（NHS）为核心，又称为公立医疗服务，私营医疗服务仅作为NHS体系的补充。NHS由政府主导，旨在为全国民众提供免费的医疗服务，该体系被WHO认为最佳的健康服务体系之一，是西方发达国家中以较低的投入实现普遍医疗较为成功的运作方式。近几年国民健康服务的开支占GDP的比重逐年升高，由1975年的3.8%提高到了2015年的9.9%。目前，英国公立医院有超过50万张病床，每千人便拥有9张病床和8名医生，每年开支约500亿英镑。

（二）英国国家健康服务体系的特点

健康服务整合是英国国家健康服务体系的特点，主要为了应对人口老龄化、慢性病患者增加、健康服务体系运转效率低下、服务费用增长过快等问题。英国健康服务整合主要是将各类健康服务的供给和管理统一化，从国家层面进行统筹规划，主要包括：医疗服务和社会服务的整合、初级卫生服务和多专科服务的整合、社区医疗卫生服务与全科医疗卫生服务的整合、生理健康与心理健康保健的整合等。健康服务的整合有利于实现健康服务质量和安全方面的改善，有利于连续性提供医疗健康服务,保障医疗资源的效用最大化,有效提高体系运行效率。健康服务整合也鼓励政府部门与健康服务机构的合作,促进产业创新。

（三）英国国家健康服务体系面临的问题和挑战

当前 NHS 同样面临诸多挑战。NHS 体系下属部门机构众多,如卫生部、初级保健信托机构、家庭医生联盟等,官僚制结构明显,系统运行效率低下,资金浪费严重。NHS 体系资金约90% 来源于国家财政拨款,其服务的对象是全国民众,包括居住在英国的外国人,而近年来英国外来移民众多,由于服务费用过快增长,国家财政逐渐表现出无法满足国家健康服务体系运转需要的迹象。英国政府预测,到 2020 年 NHS 体系将面临 300 亿英镑资金缺口。虽然英国健康服务改革从未停止,但是目前依然面临着财政、人口、效率等方面的压力。

三、日本健康服务业

（一）日本健康服务业简介

日本的健康服务现已覆盖全国,同时"健康日本 21"计划也已进入第二阶段,日本的人口期望寿命现常年位居世界首位。日本 2016 年《医疗保健产业报告》显示其健康医疗产业产值达到4 731 亿美元,在亚太地区占比为 28.0%。日本养老健康产业在满足老年人群需求的同时,其规模占 GDP 的比重达到 10%,已成为支柱产业,是经济转型升级的重要动力。据预测,2021 年日本医疗保健产业产值将达到 5 061 亿美元。日本健康服务业的核心内容可以概括为:以健康管理为主导,以医疗保健为辅助,以健康饮食等社会生活习惯为保障。

（二）日本健康服务业的特点

良好的社会养老模式是日本健康服务业发展的主要特点。日本是亚洲地区人口老龄化最为严重的国家,为应对这一挑战,日本的养老服务体系经过不断地发展和完善,积累了丰富经验,在满足老年人健康需求的同时,也减轻了财政负担,并促进养老服务产业的发展。日本养老服务产业最大特点在于"医养护相结合"的专业化养老服务。当前日本主要的养老服务模式是"居家—社会型"和"年金—医疗—护理"两类养老服务体系的综合。日本政府逐渐开始推崇小规模多功能的新型社区养老服务模式,让社区提供多样化的养老服务,与此同时也积极开发个性化的养老机构以满足不同健康状况的老年人需求。日本社区养老组织形式主要有四种:政府主导型、政府资助民间组织型、民间志愿者协会型和企业组织型。

（三）日本健康服务业面临的问题与挑战

日本以养老服务体系为核心的健康服务产业虽然居于世界前列,但依然存在着危机和挑战。近三十多年来,随着日本人口老龄化进程加快,社会保障费用支出急剧增长,加重了国家财政负担,养老费用的上升和保险费用的减少产生了一定的冲突。另外,医护人员配置严重匮乏,数据显示,日本 2014 年 3 000 万老年人有护理需要,然而护理人员总数仅有 120 万人。护理人员待遇低,薪酬不高是导致各机构人员不足的重要原因。从 2011 年开始,为健全社保制度,缓解财政危局,防止爆发债务危机,日本政府加紧推行"社会保障与税制一体化改革",这是全球首个针对人口老龄化和社保支出压力的国家改革方案。

第三节　健康服务业发展的国际经验借鉴

一、国际健康服务业发展经验

（一）以政策和法律支撑健康服务业发展

一个产业的发展必然离不开国家政策和法律的支撑。以健康管理作为健康服务业核心的美国通过制定合理的健康政策和法律去支撑健康产业发展。美国以立法促进和维护市场秩序,同时通过税收、融资等优惠政策,吸引社会资本对健康服务产业的投入,并对健康相关的科研项目给予直接经费支持。日本也非常注重法律法规对养老健康服务产业的规范,例如《老年福利法》《老年保健法》等,并根据社会现状适时修订和完善法律法规。日本政府基于法律保障以建立市场规则和行业规范,从而更好地保障老年人的权益。此外,各国的医疗体制改革对健康服务业带来巨大影响,美国是世界上人均医疗支出最高的国家,然而其医疗效率却相对不高。为了实现全民医保,提高医疗效率,美国于2014年开始实行新的医疗体制改革方案,医改法案把医保覆盖到全美国3 200多万目前没有医保的人,从而实现全民医保的目标。

（二）结合高新科学技术开拓健康服务产业链

随着科学技术发展的日新月异,全球各个产业都开始新一轮的变革,健康服务业也不例外。网络信息技术,尤其是移动网络与健康服务的结合是现在的发展趋势,为健康服务业的升级提供强劲动力。英国投入了大量的资源以建立信息化系统,借助互联网设备、远程医疗等新技术对民众的健康进行实时监测和管理,信息技术的作用也在其他国家的实践中得到验证。日本的健康服务业已经成为政府优先扶持的产业,其内容涉及农业、食品、教育、建筑等各行各业,早在1990年,日本就建立了第一个智能老年住宅区,旨在为老年人提供宜居的生活环境,并且在智能老年住宅的基础上,进一步开发各类适合老年人的智能产品。

（三）创新开发具有本国特色的健康服务

国家间社会经济发展环境和卫生服务体系有明显差异,各国健康服务业有不同的发展目标和轨迹。因此,应当根据本国国情以及国民的健康需求,开发具有本国特色的健康服务。例如,美国的健康管理服务,英国的国家健康服务体系、日本的健康养老服务产业都在不同的健康服务体系中展现了各自鲜明的特色,并且促进了居民健康。另外,本国的健康服务业要想在国际健康服务业发展中取得竞争优势,也必须要有特色和创造力。例如,韩国的整容行业发展迅速;印度的 Apollo 医院与泰国的 Bumrungrad 医院积累了丰富的国际健康旅游经验,每年服务大量国际患者;新加坡政府组建了国际医疗保健中心,并依托国际医疗会议,每年吸引数十万国际游客接受健康旅游服务。

（四）采用健康促进战略提升居民健康素养

健康素养是指个人获得、运用和理解基本健康信息和服务从而作出恰当健康决策的能力。健康服务的使用者归根结底还是个人,其目的是维护个体的生命健康,因而当个体健康素养提升,意识到健康重要性时,才会更好地去利用健康服务,其在面对纷繁复杂的健康服务项目时才能根据自身情况进行有效选择,这对健康服务行业也有着监督促进作用,从而形成一个良性循环。不论是美国的"健康公民"战略还是日本的"健康日本21"战略,都是基于健康教育和促进政策的长期计划,旨在号召全社会广泛参与健康管理实践,将健康理念外化为健康行动,最终达到提升全民健康水平和提高生活质量的目的。

二、国际健康服务业发展对我国的启示

我国健康服务产业模式是政府主导型和市场主导型的混合模式。当前我国健康服务业尚处在发展起步阶段,相关法律政策有待完善和改革,已有健康产业发展规模较小且结构单一,产业链短,健康服务体系不健全,多方资源分布不均,健康服务产业与相关机构联系与合作较为不足,缺乏专业人才,已有从业人员综合素质有待提高,产业技术标准不规范,缺乏国际竞争力。结合国际健康服务业发展经验,我国健康服务业发展应重点关注以下几个方面。

（一）完善政策和法律以推进健康服务业发展

我国健康服务业正处于起步探索向快速发展的关键阶段,不可盲目借鉴他国模式,例如美国的市场主导和英国的政府主导模式都各有利弊,应当学习国外成功的健康服务业发展经验,适当借鉴相关法律法规,因地制宜,将健康服务业与国内资源科学结合。在现有资源、市场和技术的

基础上,定位好政府、市场和社会的关系,促进多部门合作,完善产业结构,建立适合我国发展和具有我国特色的健康服务业模式。我国健康服务业发展应该结合实际国情,充分挖掘和利用优势资源条件,关注居民多层次多元化的健康需求,鼓励以民间资本为主的多方社会力量积极参与。但是,也应该认识到民间资本更为关注产业上升空间和经济效益等方面,因此在鼓励民营健康服务产业发展的同时,需要对民间资本进入健康服务业的时机和参与程度进行明确规划。

(二)利用互联网等高新技术升级健康服务业

信息时代的到来使互联网技术开始深入各行各业,医疗卫生行业在信息技术的支持下,开发出丰富的居民健康信息管理平台,医疗机构也建立了较为完善网络信息系统,为健康信息共享提供了便捷。然而医疗数据虽已联网,由于缺乏统一化管理,且患者就医行为分布呈散点状,其在各机构留下的健康信息无法实现数据的互通,从而限制了健康数据在健康服务业发展中的应用。因此,应该借助互联网技术建立统一智能化健康信息管理平台,让健康数据助力健康服务业发展,从而更好地为居民健康提供服务。

(三)开发具有中国文化及特色的健康服务

中国健康服务产业要走向国际,吸引各国人民消费,必须要展现出我国健康服务独有的价值和魅力。例如,中医药是我国几千年文化传承下来的瑰宝,中国现代健康服务业可以结合传统中医保健理念,形成完善的中医药健康服务产业链。早在《黄帝内经》中便有记载:"圣人不治已病治未病",这其中"治未病"的思想与现代健康管理理念不谋而合。中医的针灸,拔罐,推拿等服务近些年开始受到各国人民的欢迎就是我国特色化健康服务业发展的一种体现。因此,我国健康服务业发展需要在现有基础上,充分挖掘我国健康文化,开发出一系列具有中国特色的健康服务项目。

(四)注重健康服务人才培养

人才是产业发展的基础性关键要素,健康服务业作为新型产业更是如此。健康服务业人才培养应该坚持以需求为导向,关注影响人民群众健康的各类问题,重点围绕慢性病管理、健康服务模式构建、健康风险评估、健康干预技术的创新等方面开展研究工作,不断调整学科方向,推动、促进健康水平的持续提升。同时,健康服务业人才培养需要大力加强学科建设,从以规模效应为主导的外延式发展模式过渡到以学科建设为主导的内涵式发展模式,积极引领健康管理机构与产业的可持续发展。另外,我国应围绕健康服务产业各环节,制订健康服务产业中长期人才培养与引进计划,加大高端人才引进力度,对资源、技术等带动能力强的关键性人才,在政策上给予实质性支持。注重多学科跨专业思维培养,消除知识储备的局限性。

(殷晓旭)

思考题

1. 你认为迪拜健康城对我国健康服务业发展有哪些启示?
2. 你认为人工智能可能在未来的健康服务业中承担什么样的角色?
3. 除中医药外,你认为我国还可以发展哪些具有国家特色的健康服务项目?

Note

推荐阅读

[1] 郭清. 健康管理学. 北京：人民卫生出版社，2015.

[2] 郭清. 健康管理学概论. 北京：人民卫生出版社，2011.

[3] 郭清. 中国健康服务业发展报告 2013. 北京：人民卫生出版社，2014.

[4] 郭清. 中国健康服务业发展报告 2015. 北京：人民卫生出版社，2016.

[5] 郭清. 中国健康服务业发展报告 2017. 北京：人民卫生出版社，2018.

[6] 郭清. 中国健康服务业发展报告 2019. 北京：人民卫生出版社，2019.

[7] 世界卫生组织. 宏观经济与卫生：宏观经济与卫生委员会报告. 北京：人民卫生出版社，2002.

[8] 郝模. 卫生政策学 .2 版. 北京：人民卫生出版社，2013.

[9] 万崇华，姜润生. 卫生资源配置与区域卫生规划的理论与实践. 北京：科学出版社，2016.

[10] 国家发改委国际合作中心健康服务产业办公室. 中国健康服务产业发展报告（2016—2017）. 北京：当代中国出版社，2018.

[11] 印建平. 大健康时代构建大健康产业体系. 北京：中国城市出版社，2014，194-196.

[12] Folland S，Goodman A C，Stano M. The economics of health and health care. 7th ed. Pearson Prentice Hall Upper Saddle River，NJ，2007.

[13] 韩德民，卢九星，李星明，等. 中国健康服务业发展战略研究. 中国工程科学，2017，19（2）：021-028.

[14] 吴华章，王秀峰，宋杨. 促进健康服务业发展的产业政策研究. 卫生经济研究，2017，360（4）：27-29.

[15] 王荣荣，张毓辉，王秀峰等. 我国健康产业发展现状、问题与建议. 卫生软科学，2018，32（6）：3-6.

[16] 陈刚，高向阳. 关于健康管理（体检）机构建设与可持续发展的思考. 中华健康管理学杂志，2016，10（6）：483-485.

[17] 王秋琴，黄芳. "机构—社区—居家"三位一体中医药健康养老服务体系的构建与实证研究. 江苏科技信息，2018，35（34）：69-71.

[18] 顾正位，等. "双创"背景下的中医药文化产业发展思考. 中医药管理杂志，2018，26（09）：1-3.

[19] 朱伟群，等. 中药资源可持续发展的现状与未来. 世界中医药，2018，13（07）：1752-1755.

[20] 国务院关于建立城镇职工基本医疗保险制度的决定. 劳动和社会保障法规政策专刊，2011，（6）：29-31.

[21] 施锦明. 论我国医疗保险制度的实践与创新. 东南学术，2012，（4）：177-186.

[22] 吴志杰，郭清. 我国健康旅游产业发展对策研究. 中国卫生政策研究，2014：7-11.

[23] 何达，金春林，陈珉惺，等. 健康服务业集群化发展的国际经验及启示. 中国卫生资源，2016，19（02）：141-144.

[24] 侯韵，李国平. 健康产业集群发展的国际经验及对中国的启示. 世界地理研究，2016，25（06）：109-118.

[25] 刘艳飞，王振. 美国健康管理服务业发展模式及启示. 亚太经济，2016（03）：75-81.

[26] 中国政府网. 关于促进健康服务业发展的若干意见（国发〔2013〕40 号）[EB/OL].（2013-10-14）[2016-10-30]. http://www.gov.cn/zwgk/2013-10/14/content_2506399.htm.

[27] "十三五"健康老龄化规划 [EB/OL].[2017-03-17]. http://www.nhfpc.gov.cn/jtfzs/jslgf/201703/63ce9714ca164840be76b362856a6c5f.shtml.

[28] 国务院. 关于印发"十三五"卫生与健康规划的通知 [EB/OL]. http://www.gov.cn/zhengce/content/2017-01/10/content_5158488.htm，2016-12-27/2019-01-13.

中英文名词对照索引

Note